TRAVAIL DU SERVICE DE M. LE Dr SOUQUES
à la Salpêtrière

LES TROUBLES MOTEURS DANS LE ZONA

LE SYNDROME DU GANGLION GÉNICULÉ ET CONSIDÉRATIONS SUR LE ROLE SENSITIF DU NERF FACIAL

PAR

Le Docteur EMILE BAUDOUIN
Interne des Hôpitaux de Paris

GRANDE IMPRIMERIE DE TROYES
126, Rue Thiers, 126

1920

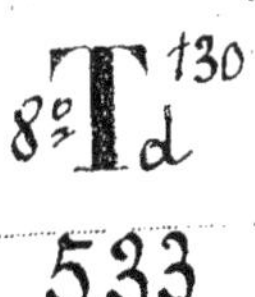

LES TROUBLES MOTEURS DANS LE ZONA

LISTE DES PROFESSEURS ET PROFESSEURS AGRÉÉS DE LA FACULTÉ DE PARIS 1920-1921

LE DOYEN : **M. ROGER.**

PROFESSEURS :

	MM.
Anatomie	NICOLAS.
Anatomie médico-chirurgicale	CUNÉO.
Physiologie	Ch. RICHET.
Physique médicale	André BROCA.
Chimique organique et chimie générale	DESGREZ.
Bacteriologie	BESANÇON.
Parasitologie et histoire naturelle médicale	BRUMPT.
Pathologie et thérapeutique générales	Marcel LABBÉ.
Pathologie médicale	N...
Pathologie chirurgicale	N...
Anatomie pathologique	LETULLE.
Histologie	PRENANT.
Opérations et appareils	DUVAL.
Pharmacologie et matière médicale	POUCHET.
Thérapeutique	CARNOT.
Hygiène	BERNARD.
Médecine légale	BALTHAZARD.
Histoire de la médecine et de la chirurgie	MÉNETRIER.
Pathologie expérimentale et comparée	ROGER.
Clinique médicale	ACHARD. WIDAL. GILBERT. CHAUFFARD.
Hygiène et clinique de la première enfance	MARFAN.
Clinique des maladies des enfants	HUTINEL.
Clinique des maladies mentales et des maladies de l'encéphale	DUPRÉ.
Clinique des maladies cutanées et syphilitiques	JEANSELME.
Clinique des maladies du système nerveux	P. MARIE.
Clinique des maladies contagieuses	TEISSIER.
Clinique chirurgicale	DELBET. LEJARS. HARTMANN. GOSSET.
Clinique ophtalmologique	De LAPERSONNE.
Clinique des maladies des voies urinaires	LEGUEU.
Clinique d'accouchements	BAR. COUVELAIRE. BRINDEAU.
Clinique gynécologique	J.-L. FAURE.
Clinique chirurgicale infantile	BROCA.
Clinique thérapeutique	VAQUEZ.
Clinique oto-rhino-laryngologique	SEBILEAU.

AGRÉGÉS EN EXERCICE :

MM.	MM.	MM.	MM.
ALGLAVE.	GUILLAIN.	LOEPER.	ROUSSY.
BRANCA.	LABBÉ (Henri).	MOCQUOT.	ROUVIÈRE.
CAMUS.	LAIGNEL-LAVASTINE.	MULON.	SCHWARTZ.
CASTAIGNE.	LANGLOIS.	NOBECOURT.	SICARD.
CHAMPY.	LECÈNE.	OKINCZYC.	TANON.
CHEVASSU.	LEMIERRE.	OMBREDANNE.	TERRIEN.
DESMAREST.	LENORMANT.	RATHERY.	TIFFENEAU.
GOUGEROT.	LEQUEUX.	RETTERER.	VILLARET.
GRÉGOIRE.	LEREBOULLET.	RIBIERRE.	ZIMMERN.
GUENIOT.	LÉRI.	RICHAUD.	

Par délibération en date du 9 décembre 1798, l'École a arrêté que les opinions émises dans les dissertations qui lui seront présentées, doivent être considérées comme propres à leurs auteurs et qu'elle n'entend leur donner aucune approbation ni improbation.

DU MÊME :

Zona et Paralysie radiculaire du Membre supérieur. — M. Souques, Baudouin et Lantuéjoul *(Soc. Neur.,* 7 *mai* 1914. — *Nouv. Icon. de la Salpêtrière,* 1914*)*.

Tabes et Zona. — M. Souques, Baudouin et Lantuéjoul *(Soc. Neur.,* 11 *juin* 1914*)*.

Deux cas d'Amyotrophie progressive, type Aran-Duchenne, d'origine syphilitique. — M. Souques, Baudouin en Lantuéjoul *(Nouv. Icon. de la Salpêtrière,* 1914*)*.

Deux cas d'Atrophie musculaire Charcot-Marie. — Leçon de M. Souques, recueillie par M. Baudoin et Lantuéjoul *(Nouv. Icon. de la Salpêtrière,* 1914*)*.

Les Troubles moteurs dans le Zona. — En collaboration avec P. Lantuéjoul *(Gaz. Hôp., n°* 82. 1919*)*.

Ramollissement cérébral avec leucocytose dans le liquide céphalo-rachidien ayant simulé l'encéphalite léthargique. — En collaboration avec P. Lantuéjoul *(S. M. H.,* 20 *février* 1920*)*.

TRAVAIL DU SERVICE DE M. LE Dr SOUQUES
à la Salpétrière

LES TROUBLES MOTEURS DANS LE ZONA

LE SYNDROME DU GANGLION GÉNICULÉ ET CONSIDÉRATIONS SUR LE ROLE SENSITIF DU NERF FACIAL

PAR

Le Docteur EMILE BAUDOUIN
Interne des Hôpitaux de Paris

GRANDE IMPRIMERIE DE TROYES
126, Rue Thiers, 126

1920

A la mémoire de mon Père

A ma Mère

A ma Femme

A ma Famille

A mon collègue et très cher ami P. LANTUÉJOUL

A mon Professeur de Thèse

Monsieur le Professeur CHAUFFARD

qui nous a fait le grand honneur

de présider cette thèse

A MES MAITRES DANS LES HOPITAUX

EXTERNAT

Maison Dubois : M. le Professeur Agrégé H. Morestin (in memoriam).

» M. Michon.

Charité : M. Oulmont (in memoriam).

Hôpital Hérold : M. Barbier.

INTERNAT PROVISOIRE

1910-1911. — H. d'Ivry : M. Souques, Membre de l'Académie de Médecine.

1911. — » M. le Professeur Agrégé Sicard.

INTERNAT

1913-1914. — Saint-Louis : M. Balzer.

1914. — Bicêtre : M. Souques.

1919. — La Pitié : M. Josué.

1919-1920. — Salpêtrière : M. Souques.

1920. — id. M. Nageotte, Professeur au Collège de France.

A M. Caussade, Médecin de l'Hotel-Dieu.

A MES AUTRES MAITRES DANS LES HOPITAUX

M. le Professeur Brindeau. — M. Crouzon. — M. P. Camus. M. Enriquez, Médecin de la Pitié. — M. Foix. — M. le Professeur Agrégé Léri. — M. J. Lhermitte. — M. le Professeur Agrégé Rathery, Médecin de l'Hôpital Tenon.

A M. Lian. — M. Cl. Vincent.

A MES MAITRES DE L'ÉCOLE DE MÉDECINE DE DIJON

A M. Pettit. — M. Dumas, de l'Institut Pasteur.

A mes Amis

INTRODUCTION

En 1914, alors que j'étais interne dans son service à Bicêtre avec mon collègue P. LANTUÉJOUL, notre Maître M. SOUQUES, a bien voulu associer nos noms au sien dans deux publications relatives au zona. L'une m'a apporté des matériaux pour ce travail d'aujourd'hui.

Par ses diverses relations, il a le plus contribué à mettre au point, en France, les caractères des troubles moteurs consécutifs au Zona et leur pathogénie.

C'est dire qu'il a été l'inspirateur de ce travail.

Que M. SOUQUES me permette de lui dédier ces quelques pages en témoignage d'une profonde reconnaissance et d'un attachement sans bornes.

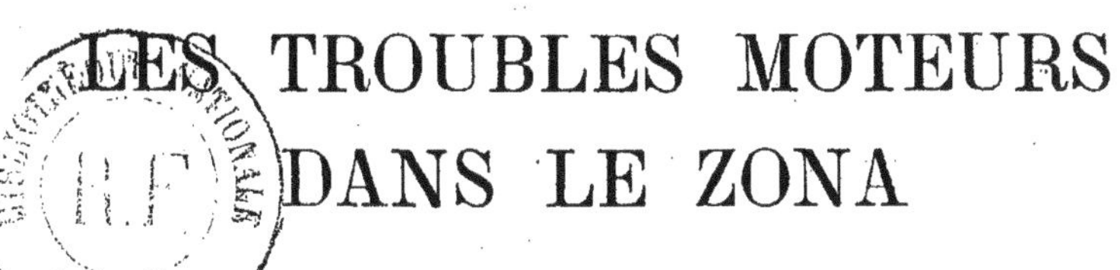

LES TROUBLES MOTEURS DANS LE ZONA

DÉFINITION

Les « TROUBLES MOTEURS ZOSTÉRIENS » sont des complications de la FIÈVRE ZOSTER, de cette affection aigue à caractères bien spécifiques, isolée cliniquement par LANDOUZY, classée anatomiquement, sous le nom de POLYOMYÉLITE AIGUË POSTÉRIEURE, par HEAD et CAMPBELL.

Ces troubles moteurs ont, avec l'éruption du zona, des relations extrêmement étroites dans le temps et dans l'espace.

Dans le temps. — La date d'apparition des troubles moteurs est contemporaine de celle de l'éruption.

Dans l'espace. — Leur siège observe des rapports de superposition extrêmement précis avec le territoire occupé par le zona. Ils donnent, au point de vue moteur, la copie exacte de ce qui a été dicté au point de vue éruptif et sensitif par la lésion Polyomyélite postérieure.

C'est dans ce sens que sont envisagés actuellement les troubles moteurs zostériens, et ceci après les recherches à l'étranger de M. RAMSAY HUNT sur la genèse de la paralysie faciale consécutive au zona de l'oreille, et, en FRANCE, après les travaux de M. SOUQUES, qui a étudié les paralysies zostériennes du membre supérieur, les a rapprochées des paralysies faciales du même ordre et leur donnant à tous ces troubles moteurs une pathogénie commune.

Cette définition est différente de celle qui réunissait jusqu'à ces derniers temps les caractères qui étaient donnés aux troubles moteurs du zona.

Dans le traité de médecine Brouardel et Gilbert (1897), il n'est fait qu'une légère allusion à ce sujet. Relativement aux complications du zona, on lit : « Quelquefois, le zona s'accompagne d'atrophie musculaire localisée à certains muscles, de parésie et de paralysies partielles, notamment de paralysie des membres moteurs de l'œil, de paralysie du bras.».

Dans le traité de Bouchard, Brissaud (1899), il est écrit : « On peut voir survenir à la suite du Zoster des complications graves du côté du système nerveux : ces complications sont surtout fréquentes à la suite du zona ophtalmique, où elles peuvent consister soit en paralysies plus ou moins persistantes des nerfs oculo-moteurs, soit en paralysie faciale ou encore en une hémiplégie croisée. On peut observer aussi, à la suite du zona thoracique et plus souvent à la suite du zona des membres des atrophies musculaires ou des paralysies portant soit au voisinage de la région atteinte du zona, soit à une distance variable mais qui presque toujours sont unilatérales. Ces diverses paralysies, rares en réalité relativement à la fréquence du zona, sont parfois légères et passagères, plus souvent graves, rebelles ou même définitives. »

On voit donc que, pour nous, les troubles moteurs qui peuvent compliquer un zona sont moins nombreux et moins étendus que ne l'indiquent les auteurs que nous venons de transcrire.

C'est que nous pensons devoir rejeter une série d'observations rapportées antérieurement à ces auteurs. Elles relatent la coïncidence de paralysies et d'éruptions, mais on n'y trouve pas d'une façon nette ce lien capital de causalité devant faire admettre le trouble moteur comme une complication directe de l'éruption.

Nous ne ferons que citer le cas de Verneuil où une fracture du rocher est suivie, quelques jours après, de paralysie faciale et d'herpès facial (herpès traumatique de VERNEUIL), le cas de SCHÆFFER (in CHAMPION), de paralysie complète d'un oculo-moteur et de zona sur le territoire du trijumeau consécutif à un néoplasme du sphénoïde ayant atteint le ganglion de GASSER. D'autres fois, une paralysie faciale peut être due à une carie du rocher qui, elle aussi, peut s'accompagner d'une éruption de vésicules zostériennes. Il peut y avoir même association dans un cancer du rachis ou mal de Pott. Nous rappellerons aussi les observations de MERESSE rapportées dans la thèse de DOUCET. Dans l'une, l'éruption était d'origine toxique : à la suite d'un empoisonnement à l'oxyde de carbone, il était survenu un zona de l'avant-bras et une parésie des extenseurs des trois derniers doigts de la main. Ce qui prouve bien encore l'origine indiquée de cette éruption, c'est que 18 jours après, en apparut une du même genre au niveau de la cuisse. Dans la 2e observation, il s'agit d'un malade asystolique qui présente deux éruptions zostéroïdes de la cuisse et, quelques semaines après, une parésie du membre inférieur.

Dans une clinique, en 1876, à l'hôpital NECKER, HARDY parle d'un zona du tronc suivi de douleurs intolérables qui gagnèrent les membres supérieurs et inférieurs. Quelques temps après, la paralysie survint et finit par envahir les muscles inspirateurs, entraînant la mort par asphyxie. Et, plus tard, il conclut que le zona peut s'accompagner de complications redoutables consistant en paralysies progressives s'étendant à des parties très éloignées du siège primitif de l'éruption par myélite ascendante pouvant amener la mort. On peut objecter qu'il s'agissait de la maladie de LANDRY.

Il a été signalé plusieurs *associations d'hémiplégie et de manifestations éruptives zostériennes.*

CHARCOT cite deux observations : l'une de DUNCAN, hémiplégie et éruption du zona sur la cuisse du côté paralysé apparaissant en même temps. La 2e, de PAYNE, zona sur le territoire du crural antérieur et, 3 jours après, hémiplégie occupant le même côté du corps que l'éruption.

Il existe aussi le cas de DUMERY (in Désirat), hémiplégie

gauche survenant 4 semaines après un zona ophtalmique droit chez une migraineuse.

Enfin, nous ajouterons les trois cas de Brissaud : hémiplégie croisée à la suite de zona ophtalmique. Dans la première, il s'agit d'un zona siégeant au niveau de l'angle interne de l'œil et de la 1 /2 gauche du front au lieu et place de migraines antérieures. Trois mois plus tard, à la suite d'un ictus, surviennent de la dysarthrie et une paralysie du moteur oculaire commun gauche ; les réflexes patellaires étaient exagérés. Dans la seconde, il s'agit encore d'un ictus avec hémiplégie droite, qui apparaît une semaine après la cessation des douleurs d'un zona ophtalmique gauche. Dans la troisième, l'hémiplégie croisée qui s'est installée progressivement, débutant par du ptosis, est apparue six ans après un zona ophtalmique qui avait laissé des migraines.

Les deux cas de Gaucher dans la thèse de Champion, concernant, l'un : l'apparition de paralysie faciale au cours d'un zona intercostal, l'autre : une hémiplégie du même côté qu'un zona cervical, sont trop incomplètement rapportés pour être étudiés. Ferrari fait dépendre également une quadriplégie d'un zona cervical. Récemment encore, en 1915, F. Parkes Weber communique une paralysie du bras gauche chez un malade qui présente, une semaine plus tard, un zona cervico-brachial. Or, on constatait en même temps des réflexes rotuliens exagérés et un Wassermann positif.

Critique de ces observations :

Charcot, commentant les deux observations qu'il rapporte, déclare qu'étant relatées d'une façon sommaire, il faut se garder d'en tirer des déductions prématurées. Il s'appuie, d'autre part, pour les rejeter, sur les conclusions d'une observation personnelle, comparable cliniquement aux précédentes, où il s'agit d'une hémiplégie due à un foyer de ramolissement et d'une éruption vésiculeuse dans le territoire de la branche cutanée péronière sur le membre inférieur paralysé. Or, à l'autopsie, un cailiot obstruait une des artères sacrées latérales et, et par suite, comprimait probablement une branche d'origine du nerf sciatique, ce qui avait amené l'éruption herpétique. Car il ne s'agit pas de zona, aux termes de la définition. D'autre part, cette éruption a une origine périphérique : elle est due à une embolie. Mais celle-ci est indépendante de celle qui a provoqué l'hémiplégie. Un seul rapprochement peut être fait entre ces deux accidents : la communauté d'origine. La formation de ces embolies était due à une endocardite végétante.

Il en est de même dans d'autres observations. Il peut survenir, en effet, des paralysies au cours de maladies infectieuses et l'on sait également que celles-ci peuvent s'accompagner d'éruptions herpétiques. La fièvre typhoïde, la grippe produisent en effet ces manifestations cutanées, et l'on connait la valeur symptomatique de l'herpès, de la pneumonie, de la méningite cérébro-spinale. LANCEREAU a même isolé, sous le nom de FIÈVRE HERPÉTIQUE, un état infectieux où l'herpès jouerait le même rôle que l'exanthème dans les fièvres éruptives.

Mais, en résumé, nous n'avons pas à nous occuper de ces paralysies qui peuvent coexister avec ces éruptions herpétiques.

D'autres fois, il s'agit d'éruptions de plaques de vésicules herpétiques en relation topographique et pathogénique avec un territoire nerveux. Mais la fréquence de récidives montre que ce n'est pas du zona, et, en plus, on trouve comme cause une lésion profonde et plus durable du système nerveux, au lieu de la maladie spécifique et infectieuse qu'est le zona. La coexistence des troubles moteurs, en ces cas, ne doit donc pas nous occuper davantage.

Il est vrai que l'existence de ces éruptions zostériformes est mise en doute, au moins dans le tabes (MM. SOUQUES, BAUDOUIN et LANTUEJOUL). Il s'agirait de zona vrai. D'autre part, si nous reprenons les observations de BRISSAUD, la description montre ici que l'éruption est bien zostérienne.

Mais, n'est-il pas permis, au lieu de rapporter les troubles moteurs à ce zona, d'invoquer la loi des coïncidences si fréquemment vérifiées en pathologie ? Dans ces cas, les deux affections décrites n'auraient aucun lien de parenté directe. Nous étaierons notre hypothèse en faisant remarquer le trop long intervalle de temps qui sépare, dans les observations 1 et 3 de Brissaud, l'apparition de l'hémiplégie et de zona pour admettre que ceci a entraîné cela.

Nous n'insisterons pas davantage sur ces cas, dont la plupart sont d'ailleurs antérieurs à l'installation des connaissances actuelles et définitives sur le siège des lésions du zona. Celles-ci sont toujours périphériques et jamais centrales. Or, Brissaud admettait pour l'explication de ces cas une origine centrale fréquente pour le zona ophtalmique.

Nous ne conserverons, pour les troubles moteurs zostériens, que le cadre que nous avons indiqué au début, réduit aux cas où il s'agit d'abord d'un herpès Zoster, puis de troubles moteurs amenés nettement par lui et se localisant au territoire qu'il a frappé. Il y là a des rapports indéniables de causalité.

De la définition que nous avons indiquée, nous pouvons d'abord prévoir un certain nombre de caractères communs aux troubles moteurs zostériens, leur différenciation proviendra principalement du siège de l'éruption qui les commande.

Nous les étudierons donc d'abord dans leur ensemble, puis dans leurs différentes formes cliniques, par ordre de fréquence.

Nous les engloberons de nouveau dans une même pathogénie.

CARACTÈRES COMMUNS DES TROUBLES MOTEURS ZOSTÉRIENS

Les TROUBLES MOTEURS D'ORIGINE ZOSTÉRIENNE sont rares. En 1906, DOUCET, dans sa thèse sur les amyotrophies et les paralysies de cet ordre, n'en rapportait que 40 cas. Ils sont en plus grand nombre, comme nous le verrons plus loin, mais on peut dire qu'ils sont presque exceptionnels en regard de la fréquence de l'éruption Zoster.

La gravité, le sens de l'évolution, la durée, ne sont pas conditionnés par un facteur dépendant de l'individu lui-même.

Le sexe n'a aucune influence. Il en est de même pour l'âge. Les troubles moteurs sont naturellement plus fréquents chez l'adulte et chez le vieillard que chez l'enfant ; en cela ils suivent l'installation du zona, mais — quoiqu'on en ait dit — on peut les rencontrer chez le jeune enfant.

L'état pathologique antérieur et l'état général du malade ne semblent pas fournir dans certains cas un point d'appel à l'apparition de ces complications.

L'état local, c'est-à-dire les caractères avec lesquels se présente l'herpès Zoster, ne paraît pas avoir d'influence.

D'autre part, la relation qui existe entre l'intensité et la gravité respective de ces deux sortes de phénomènes, troubles moteurs et éruption, est loin d'être absolue. Une atteinte antérieure du nerf touché dans son territoire sensitif par le zona, la plus ou moins grande intensité des douleurs, les signes infectieux du début, ne semblent pas provoquer une exacerbation des complications. Il en est de même de la plus ou moins grande confluence des éléments éruptifs.

Ainsi, Letulle cite l'exemple d'un zona compliqué de gangrène qui s'est accompagné, 20 jours après son début, d'une paralysie faciale qui a guéri en trois semaines. Or, dans l'observation I de M. Souques, où il s'agissait d'un zona étendu mais d'évolution normale qui a disparu assez rapidement, la paralysie a persisté plus de 6 mois. Dans l'observation II, le zona était encore plus réduit, puisqu'il est limité à la zone de Ramsay Hunt et à quelques vésicules sur la langue, la paralysie faciale persistait encore 6 mois après.

Seul, le siège du zona conditionne le siège de la paralysie. Comme le zona, le trouble moteur qui lui est consécutif est unilatéral, il occupe le même côté que le zona. On relate bien le cas de Cabanes et Abadie, pour un ptosis bilatéral à la suite d'un zona ophtalmique ; le cas de Raymond, où il s'agit de diplégie faciale compliquant un zona lingual et buccal. Nous verrons plus loin ce qu'il faut penser dans ces cas. La règle précédente demeure entière. *La zone où se manifeste le trouble moteur est superposée au territoire de l'éruption.*

Date d'apparition des Troubles moteurs. — Comme l'éruption, nous devons nous attendre à ce que les troubles moteurs soient précédés par des douleurs siégeant dans le territoire atteint. Or, ces douleurs sont presque constantes, leur absence est une exception. Elles précèdent de 24 heures, rarement de quelques jours ou de quelques heures, la sortie des vésicules.

Il est naturellement plus important de connaître leur rapport d'installation avec l'éruption, phénomène tangible, pour ainsi dire, du zona. A ce sujet, les auteurs sont tous du même avis.

Pour Despaigne, les troubles moteurs succèdent presque toujours au zona, la simultanéité d'apparition est exceptionnelle. Il ne connaît qu'un cas où la paralysie a précédé le zona (observation de Letulle, in Despaigne), le trouble moteur s'est déclaré cinq jours avant l'éruption. Il est vrai que sa statistique ne porte que sur 7 cas.

Pour Klippel et Aynaud, dont nous verrons l'important travail sur les paralysies faciales zostériennes, éruption et paralysie se montrent rarement en même temps. La paralysie succède le plus souvent et se manifeste dans les premiers jours de l'éruption, quelquefois cependant elle apparaît 15 jours après l'éclosion zostérienne.

Pour Champion, les troubles moteurs apparaissent du 4e au 6e jour après l'éruption, ne la suivant jamais.

En compulsant les observations, on trouve des cas où la paralysie se présente comme l'accident primitif. C'est ce qu'on trouve dans Letulle. Remak rapporte un cas de paralysie faciale apparue trois jours avant une éruption zostérienne sur le bord de la langue. Eichhorst a cité une paralysie faciale précédant l'éruption de 2 à 3 jours. L'impotence fonctionnelle s'est établie peu à peu sans douleur intense quelques jours avant dans l'observation de Collet. Il en est de même chez le malade de Dejerine ; la paralysie faciale est apparue quelques heures avant les douleurs et quatre jours avant l'éruption. Enfin, dans le cas de MM. Souques, Baudouin et Lantuéjoul, le trouble moteur survenu sans grande douleur a précédé l'éruption de 2 à 3 jours.

Au contraire, nous trouvons l'observation de Besnier (in Despaigne), où la paralysie est apparue à la fin de la 2e semaine du zona ; dans celle de Tryde (in Champion, Doucet), il s'agit d'un intervalle de 4 semaines. Le zona était installé depuis 20 jours dans la 1re observation de Letulle et était presque cicatrisé quand il se compliqua de troubles parétiques. Même, on relate un intervalle de 3 mois (Joffroy), entre l'apparition des troubles moteurs et du zona.

Dans les autres cas de M. Souques, ce fut, une fois, 12 jours après le début du zona ; une autre fois, la paralysie se manifesta à la période de dessication des vésicules.

En règle générale, c'est *du 4e au 5e jour de l'éruption ou au début de la phase de la cicatrisation des éléments que les troubles moteurs apparaissent.*

Début. — Le début du trouble moteur lui-même est, en général, insidieux. L'attention du malade est attirée par une impotence fonctionnelle relative qui s'installe progressivement, sensation de pesanteur du membre, de maladresse dans les mouvements, gêne des mouvements de la joue — selon le territoire atteint. Dans notre cas, le malade est venu consulter parce que, depuis quelques jours, le membre supérieur gauche lui semblait lourd et maladroit, sans douleurs vraies. Il est vrai que la limitation des mouvements peut être due aux douleurs qui accompagnent le zona. Celles-ci sont parfois tellement marquées qu'elles font penser à une parésie qui n'existe pas ou en augmentent l'intensité si cette complication était déjà survenue. D'autres fois, le début est masqué par des phénomènes inflammatoires. C'est ce qui se passe lorsqu'il y a œdème, par exemple, soit à la main, soit, plus souvent, aux paupières, dont le ptosis est alors marqué.

INTENSITÉ. — Nous avons dit que l'intensité des troubles moteurs zostériens pas plus que leur fréquence d'apparition ne dépendent d'aucun des éléments éruptif et névralgique du zona.

Il s'agit toujours de paralysie flasque. On trouve dans une seule observation, celle de M. Félix RAMOND et POIRAULT, des troubles spasmodiques. Ils portaient sur les muscles masticateurs, qui étaient contracturés ; en même temps, il existait des troubles parétiques sur tout le territoire du facial inférieur. Il est vrai, disent ces auteurs, que ce trismus peut être rapporté à une névralgie dentaire concomittante.

L'atteinte peut être totale. Les anciens auteurs admettent dans la paralysie faciale une différence d'attaque entre les muscles superficiels et profonds ; mais ces paralysies dissociées s'observent surtout dans les muscles oculaires. D'autre part, elle peut être complète ; mais le plus souvent il ne s'agit que d'une simple parésie, en particulier dans la paralysie des membres, comme dans les cas rapportés par M. SOUQUES.

Aux TROUBLES MOTEURS sont souvent associés des *troubles sensitifs.*

Nous connaissons les névralgies zostériennes qui précèdent l'éruption et ses complications. Elles peuvent disparaître même avant l'apparition de la paralysie ou persister très longtemps après la guérison du trouble moteur, étant d'une ténacité remarquable. Le plus souvent, elles s'atténuent après la période d'inflammation aiguë pour disparaître peu à peu, sans rapport avec la paralysie. Parfois très violentes, lancinantes, elles sont d'une très grande acuité, surtout dans le zona auriculaire. D'autres fois, leur peu d'intensité et leur courte durée font qu'elles ne sont retrouvées que par l'interrogatoire du malade. Enfin, elles peuvent être très légères, comme dans un cas de M. Souques, et, alors, sont plus nets les signes subjectifs traduisant la paralysie elle-même, maladresse, sensation de pesanteur dans le membre atteint.

On constate souvent la présence de troubles de la sensibilité objective ; ils sont variables. Tantôt même ils n'existent pas (M. Souques), alors même que les troubles subjectifs sont présents. Lorsqu'ils ont apparu, ils sont limités à la zone éruptive. Parfois, ils doivent être recherchés avec soin, si le territoire du zona est très petit, comme dans le zona auriculaire. Ils peuvent donc être aussi étendus que les troubles moteurs, ils peuvent l'être moins. En tous cas, le territoire qu'ils occupent ne déborde pas celui des troubles moteurs.

Il s'agit ordinairement d'hyper ou d'hypoesthésie à l'un ou à plusieurs des modes de la sensibilité ; généralement, la sensibilité superficielle seule est atteinte. Dans l'observation de M. Ramond, il existe une dissociation dite syringomyélique. Parfois, ces troubles ne sont observés que par une comparaison minutieuse avec le côté sain.

L'anesthésie et la douleur peuvent coexister et donner lieu à l'anesthésie douloureuse.

Dans les paralysies de la face, les TROUBLES SENSORIELS peuvent être manifestes ; le goût, l'ouie présentent des altétions plus ou moins profondes. L'atteinte de l'odorat a été citée par Klippel et Aynaud, confirmée par Champion.

Enfin, coexistant avec les troubles moteurs, *on peut noter des troubles vaso-moteurs et trophiques* : soit l'œdème du début autour des zones éruptives qui peut persister, desquamation de la peau et des muqueuses, cyanose-hyperkératose ; soit lésions plus profondes ostéo-articulaires, rétractions musculo-tendineuses comme nous le verrons lors des troubles moteurs frappant les membres.

Mais tous ces troubles sensitivo-sensoriels, trophiques, sont des phénomènes associés aux troubles moteurs et ne dépendent pas d'eux, ils accompagnent tout zona. Il n'en est pas de même des troubles des réflexes, de l'atrophie musculaire et des troubles électriques. Ceux-ci dépendent de la paralysie.

Les *réflexes tendineux* du territoire atteint sont généralement touchés ; nous les verrons diminués ou abolis. Nous les étudierons plus spécialement lors de l'atteinte des membres supérieurs.

L'*atrophie musculaire* est fréquente dans les paralysies zostériennes des membres. Nous rappelons l'observation de Hardy dans le cas de zona du membre inférieur et le cas de Joffroy pour le membre supérieur. Dans une observation de Claude et Velter, il y a diminution de volume des éminences thénar et hypothénar. Dans une autre : atrophie musculaire très marquée avec flaccidité de tous les muscles du membre, surtout ceux du groupe Duchenne-Erb. Dans l'observation de M. Souques et Mlle Henry, il existe une atrophie d'un centimètre au niveau des segments atteints.

Les troubles des réactions électriques sont constants. Dans l'observation I de M. Souques, il y a hypoexcitabilité faradique accusée surtout sur le muscle frontal, hyperexcitabilité galvanique sur tous les muscles innervés par le facial. Réaction galvanique du nerf facial normale.

Dans l'observation II, il y a inexcitabilité du nerf, manque de réponse ou hypoexcitabilité pour les muscles.

Dans l'observation de MM. Souques, Baudouin et Lantuéjoul, hypoexcitabilité faradique sur tous les muscles atteints ; hypoexcitabilité galvanique sur l'un d'entre eux, hyperexcitabilité chez les autres. Plus tard, apparaît une lenteur de la secousse, sans inversion.

Dans l'observation de M. Souques et Mlle Labeaume, R. D. partielle sur certains muscles, très prononcée sur d'autres du territoire moteur paralysé.

Dans l'observation de M. Souques et Mlle Henry, hypo-excitabilité faradique et galvanique pour certains muscles avec, parfois, lenteur de la secousse, donc R. D. partielle.

Ces observations montrent toute la gamme des troubles électriques que l'on peut rencontrer, depuis la simple variation quantitative : dimunition aux deux modes ou diminution dissociée alternative (diminution d'un côté, hyperexcitabilité de l'autre), jusqu'à la D. R. incomplète ou même complète, comme dans l'observation de Claude et Velter.

Les muscles atteints par les troubles électriques sont les mêmes que ceux dont la motricité est déficiente.

Evolution. — Les troubles moteurs persistent longtemps après l'éruption. Dans l'observation I de M. Souques, 4 mois après la cicatrisation de l'éruption, la paralysie était encore notable. quoique très améliorée. Dans l'observation II, en 6 mois, il n'y avait eu qu'une amélioration. Dans une observation relative à un membre supérieur, les troubles moteurs s'étaient accentués après la disparition de l'éruption. Dans l'observation de Dejerine, Tinel, Heuyer, la paralysie faciale existait encore totale alors que l'éruption était cicatrisée depuis longtemps.

Nous avons vu leurs rapports avec les douleurs.

Durée. — Klippel et Aynaud admettent que la paralysie faciale dure de 4 jours à 4 mois ; elle est bénigne et transitoire. Pour Doucet, les troubles moteurs zostériens ne persistent pas au-delà de 2 ou 3 mois. Dans le cas de M. Ramond, où, il est vrai, il ne s'agit que de parésie, tout disparaît en 15 jours. Cependant, Achard et Castaigne relatent 2 cas où la dilatation pupillaire, seul trouble moteur dans un cas, associée à du ptosis dans un autre, persistait encore un an et deux ans après le début ; dans le second cas, il y avait en plus des troubles fonctionnels. Dans le cas de Joffroy, il y avait guérison apparente au bout de trois mois, mais non démontrée par la suite. Besnier constate chez un de ses élèves un zona ophtalmique suivi d'une paralysie faciale qui demeura incurable. Nous voyons dans les observations de M. Souques, une durée assez longue. Chez la malade de

M. Lhermitte, l'amélioration ne s'est fait sentir que 3 mois au moins après le début, mais il s'est installé une contracture modérée du territoire atteint. Ce fait se rencontre dans les paralysies faciales dites a frigore.

L'opinion des auteurs actuels est que ces paralysies sont en général bénignes et guérissent en un temps plus ou moins long et de façon complète. Cependant, on doit faire quelques réserves sur la durée et le pronostic de ces troubles zostériens.

Lorsqu'il existe des troubles trophiques, ceux-ci sont plus longs à disparaître, l'œdème, la cyanose peuvent persister. Les amyotrophies surtout sont encore manifestes alors que tous les mouvements sont récupérés en étendue. Ceci, d'ailleurs, n'est pas particulier aux paralysies d'origine zostérienne.

On a tendance à admettre que, dans les cas de zona avec douleurs tenaces, il existe une lymphocytose persistante et que la disparition de celle-ci indiquerait l'atténuation et la disparition des névralgies. Ce fait, d'ailleurs, n'est pas complètement démontré. En tous cas, lors de paralysie, la ponction lombaire ne semble pas donner de renseignements nouveaux pour la quantité ni la qualité de la lymphocytose. Il est vrai qu'elle n'a pas été faite en série pour rechercher si on peut obtenir de ce côté un renseignement de prévision pour l'apparition, la durée, l'intensité de ces paralysies.

Traitement. — Le traitement consiste en l'emploi méthodique de l'électrothérapie, comme dans la paralysie faciale a frigore, par exemple.

Tels sont les caractères généraux qui impriment aux troubles moteurs zostériens une physionomie bien spéciale.

Dans l'étude des formes cliuiques, nous verrons de façon précise la relation la plus importante qui existe entre le trouble moteur et l'éruption qui l'a causé : l'identité de localisation.

Un fait doit être cependant tout de suite signalé : c'est l'absence de parallélisme entre l'apparition des troubles moteurs zostériens et la fréquence de telle ou telle sorte de zona. C'est ainsi que l'on s'attend à voir décrire, en premier lieu, des paralysies thoraciques, vu le grand nombre de zonas intercostaux. Or, aucun cas de ce genre n'a été signalé jusqu'ici.

Les paralysies intercostales existent-elles ? ou quel mécanisme doit-on invoquer pour expliquer leur absence ? Nous essaierons d'élucider ce fait.

PARALYSIE FACIALE

La paralysie faciale est la plus fréquente des complications motrices zostériennes. Dombrowski, dans sa thèse qui est la plus récente faite sur ce sujet, en rapporte plus de 70 cas.

En 1882, Letulle publie la première observation de zona compliqué de paralysie faciale. Nous la résumerons ici parce qu'il en est fait mention dans tous les travaux qui suivirent. C'est, en effet, que Letulle paraît avoir été le premier à admettre non une simple coïncidence entre l'éruption zostérienne et la paralysie, mais, pour lui, celle-ci est une conséquence de celle-là, et il en recherche la pathogénie.

Il s'agissait d'un malade âgé de 51 ans, qui, à la suite de douleurs violentes ayant duré 4 à 5 jours, présenta du côté droit un zona ophtalmique dont plusieurs plaques étaient atteintes de gangrène. La rougeur recouvrait la totalité de la joue, l'œdème s'étendait à la région pariéto-temporale, aux paupières et même au côté opposé. Troubles de la sensibilité au niveau des nerfs sus et sous-orbitaires. 20 jours après, alors que la cicatrisation était presque complète, apparaît une paralysie faciale du même côté à type périphérique. Le voile du palais, la langue étaient intacts, l'ouie était normale. Avec cette paralysie, coïncidaient des troubles de la sensibilité. Trois jours après, inexcitabilité faradique des muscles. La paralysie s'était très améliorée en trois semaines.

Testaz donne, dans son étude sur la paralysie faciale douloureuse, un cas consécutif à un zona facial. Despaigne écrit, à propos de la paralysie faciale périphérique : « Dans un certain nombre d'observations, on a vu une paralysie faciale succéder à un zona de la face et du cou et même à un zona plus éloigné. Mais, ajoute-t-il, comme ces paralysies sont au second plan dans l'histoire de ces maladies, que toujours elles ont été légères, qu'elles sont postérieures au zona (sauf dans une observation), nous remettrons leur étude au moment où nous étudierons les troubles trophiques qui peuvent accompagner le paralysie faciale ».

C'est dire l'intérêt très secondaire que les auteurs attachent à ces troubles moteurs. RABBE ensuite, et surtout KLIPPEL et AYNAUD en 1899, attirent l'attention sur ce sujet. L'article de KLIPPEL et AYNAUD fait date dans l'histoire des PARALYSIES FACIALES ZOSTÉRIENNES, le mot est créé par ces auteurs. Ils tirent de l'étude de 17 observations quels caractères particuliers sont ceux d'une paralysie faciale, lorsque celle-ci complique le zona. Leur partie clinique n'a pas été modifiée.

Ensuite, ils tentent d'en découvrir la pathogénie. Ils recherchent les relations qui existent entre cette paralysie et les zonas variés qui ont pu la produire, siégeant sur des territoires faciaux différents, parfois éloignés, semblant n'avoir aucun rapport avec le territoire moteur atteint.

Ces cas semblaient déconcertants.

L'explication de KLIPPEL et AYNAUD a été admise pendant longtemps, soit entière par ACHARD, GANDU, CHAMPION, qui n'ont fait qu'apporter de nouvelles observations dans leur thèse, soit approximativement la même par DOUCET, CASSASSUS.

Elle a été conservée jusqu'au moment où, à la suite de travaux expérimentaux de CUSHING, des recherches anatomo-cliniques (justement par l'étude d'une certaine forme de zona : l'herpès Zoster auriculaire), de RAMSAY HUNT, on connaît le rôle sensitif du nerf facial joint à son rôle moteur.

RAMSAY HUNT a, comme nous le verrons plus loin, exposé de façon précise la genèse des paralysies faciales zostériennes, l'extension du processus inflammatoire aux nerfs voisins et principalement à l'auditif, dont les réactions étaient à peu près, jusqu'à lui, attribuées au facial.

M. SOUQUES a mis dans ses communications complètement au point cette question, se basant sur les troubles moteurs de même nature siégeant aux membres. M. SICARD, dans un article récent sur les zonas de la face et leur différenciation, montre que la lumière est faite sur ce sujet.

ÉTUDE DE LA PARALYSIE FACIALE

Siège. — L'étude du siège de l'éruption cause de la paralysie présente 2 stades différents.

Pour les anciens auteurs, réunis dans l'article de Klippel et Aynaud, le zona causal est avant tout facial. Il se localise sur toute la zone du trijumeau ou sur le territoire d'une de ses branches, soit ophtalmique (Letulle), soit dans le champ du maxillaire inférieur (cas de Ramond), D'autres fois le zona dépasse la face et gagne la région cervicale. Dans le cas Ebstein, le zona facial était insignifiant, comparé au zona occipito-cervical. Il a été même cité un cas de zona facial consécutif à un zona intercostal et cervical avec marche de bas en haut.

Enfin, plus rarement, l'éruption ne touche point la face ; elle siège sur un territoire voisin. Il s'agit du zona occipito-collaris de Baerensprung.

Dans toutes les observations, les auteurs consacrent l'intérêt sur la différence de ces localisations. Parfois, l'atteinte de l'oreille est mentionnée, mais toujours au cours de zonas faciaux. Parfois, comme on l'a vu dans le résumé précédent du cas de Letulle, l'oreille présente seulement au œdème de propagation. Il n'y a guère que le cas de Letulle (in Despaigne), où l'on trouve uniquement la localisation vésiculeuse limitée à la conque de l'oreille. Car il n'y a pas à tenir compte d'un herpès labial bilatéral, que l'auteur paraît rapporter avec une importance semblable à l'éruption préculente.

Casassus, étudiant surtout les paralysies faciales compliquant seulement des zonas cervicaux ou cervico-faciaux, parle 5 fois nettement sur 15 cas de la localisation auriculaire coexistante de l'éruption. Chez le malade de Jacquet, il y a herpès facial et, en plus, quelques vésicules dans la conque.

Or, comme l'ont prouvé les observatious récentes telles que celles de Dejerine, M. Souques, après les travaux de Ramsay Hunt, *cette localisation zostérienne dans l'oreille est capitale* pour la production de la paralysie faciale, il s'agit de vésicules peu nombreuses que l'on trouve situées sur le lobule, le tragus, l'antitragus, sur la portion marginale de l'oreille (hélix et anthélis), sur les parois du canal auditif et même, mais plus rarement, sur la membrane du tympan elle-même. Elles occupent une petite zone bien dissociée, répondant à l'aboutissant des filets sensitifs du facial *(zone sensitive de* Ramsay Hunt). C'est le *zona géniculé.*

Les choses peuvent se passer de la façon suivante :

Parfois, après des douleurs auriculaires intenses, la peau de l'oreile est gonflée, prend une apparence rouge, quelquefois érysipélateuse, jusqu'à ce que, vers le 3e ou 4e jour, les taches typiques des vésicules apparaissent nombreuses, confluentes dans la conque de l'oreille. Les parois du canal auditif sont accolées l'une à l'autre par l'œdème. D'autres fois, l'éruption dans la zone déjà étroite de Ramsay Hunt est discrète, consistant en un ou deux éléments.

Si les douleurs ont été peu intenses, et le tout ne durant que quelques jours, ces phénomènes peuvent être à peu près terminés, les vésicules desséchées, lorsqu'on voit le malade pour la première fois. Le zona peut, par conséquent, passer inaperçu si on ne le recherche systématiquement, on ne voit que la paralysie que l'on qualifie de paralysie faciale a frigore. Et aussi faut-il, si l'on soupçonne l'origine zostérienne, faire revivre par l'interrogatoire les douleurs auriculaires ; elles ont pu ne durer qu'un jour et être légères, mais elles ont existé, comme dans tout zona. Cet examen, fait de façon régulière, a permis de rapporter ainsi, dans plusieurs cas, une paralysie faciale à sa véritable nature zostérienne. L'Observation II de M. Souques est patente sur ce point.

Le zona otitique de la zone de Ramsay Hunt peut produire à lui seul une paralysie faciale (Ramsay Hunt, Dejerine, M. Souques, M. Lhermitte).

Lorsque la paralysie faciale coïncide avec un zona facial, cervico-facial ou même paraissant uniquement cervical au premier abord, on peut être sûr de trouver en même temps que l'éruption des régions indiquées un zona otitique dont la présence expliquerà, comme dans le cas précédent, les troubles moteurs. Il doit être considéré comme constant, mais il faut se rappeler qu'il peut être insignifiant comme étendue et comme nombre de vésicules, par rapport à l'éruption voisine (Remak, M. Laignel, Lavastigne). Sa présence n'en est pas moins nécessaire à la production de la paralysie, comme nous le verrons au chapitre pathogénique. Les conclusions de Klippel et Aynaud doivent donc être modifiées comme il suit :

La *paralysie faciale zostérienne est consécutive à un zona otitique* (Ramsay Hunt, Dejerine, MM. Souques, obs. II, Sicard, Lhermitte) ;

Ce zona auriculaire existe :

1) *Seul* ;

2) Soit *associé*, mais ces associations ne sont que coexistantes. Il déborde le pavillon de l'oreille : en arrière, dans le sillon rétro-auriculaire, sur l'apophyse mastoïde ; en avant, sur la face ;

3) Il peut être associé à un zona trigemellaire partiel ou total ; à un zona occipito-collaris ou même cervical pur ou à la fois occipito-cervico-facial, la localisation cervicale pouvant envahir les 2e et 3e nerfs cervicaux (H. Reymond, Ramsay Hunt, M. Souques, obs. I, Weatherhead), et même le 4e (MM. Claude et Schaeffer, Laignel, Lavastine), descendant jusqu'à la clavicule, à l'union de la poignée et du corps du sternum en avant.

Nous avons réservé une localisation rare mais tout à fait intéressante d'éruption de l'herpès Zoster, accompagnée de paralysie faciale. Il s'agit du ZONA LINGUAL.

Il peut *exister isolé*.

Remak (in Klippel et Aynaud), cite un cas d'éruption de vésicules sur le bord de la langue, sans éruption cutanée, qui s'est accompagné de parésie faciale.

Dans le cas de Raymond, l'éruption était également limitée à la langue avec quelques vésicules seulement empiétant sur la moitié correspondante du voile.

Il peut être associé : Dans le cas de Ramond, il y eut d'abord zona localisé au territoire sensitif du maxillaire inférieur et plus tard éruption sur la face interne des joues, gencives et moitié gauche de la langue.

Dans la 2e observation de M. Souques, il y a zona otitique et zona lingual, ce dernier réduit à 2 ou 3 vésicules.

La paralysie est unilatérale et siège du côté du zona. On trouve cité le cas de Raymond, diplégie faciale succédant à un zona. Or, l'éruption et la paralysie du même côté se manifestent dans la même journée ; il s'agit donc bien d'un trouble moteur comme ceux dont nous nous occupons dans ce travail. Mais la seconde paralysie, périphérique également, apparut du côté opposé à l'éruption, un mois après l'éruption. L'origine de cette dernière est contestable.

Date d'apparition. — D'après Ramsay Hunt, le moment où apparaît cette complication varie. Dans quelques cas, elle est simultanée à l'éruption ; dans d'autres, elle peut différer d'une semaine au plus. Dans la majorité des cas, elle apparaît le 2e ou 3e jour qui suit l'éruption. Cet auteur rappelle qu'on ne doit pas toujours attacher trop d'importance aux déclarations du malade.

Cette règle n'est pas absolue, la paralysie peut être pré-otitique (5 jours, dans le cas de Despaigne, 4 jours, dans celui de Dejerine), et, dans le cas de M. Souques, elle a lieu, au contraire, 15 jours après l'éruption, 2 semaines (Besnier). Nous rentrons d'ailleurs dans le cadre des généralités.

D'après les anciens auteurs, les muscles superficiels du territoire du facial, donc les muscles du visage, sont dans la majorité des cas seuls atteints, à l'exclusion de ceux qui sont innervés par les collatérales profondes du facial. C'est ainsi que l'on note rarement la déviation de la langue. On signale aussi l'absence de paralysie du voile, mais on sait maintenant qu'il n'y a rien d'anormal puisque le voile est innervé par le vague. L'hyperacousie attribuée à la paralysie du muscle interne du marteau a été signalée une fois (H. Reymond).

Des *troubles gustatifs* existent souvent. Le malade de Remak éprouvait une sensation d'amertume. Strubing (in Klippel et Aynaud), avait trouvé une diminution du goût dans les 2/3 antérieurs de la langue. TESTAZ rapporte une agueusie dissociée.

« C'est un fait frappant, rapporte RAMSAY HUNT, que, dans un grand nombre de cas, le sens du goût est perdu ou altéré. Les troubles d'atteinte sensorielle de la langue sont parfaitement décrits dans les observations de DEJERINE, de MM. RAMOND et POIRAULT, de M. SOUQUES, et confirmés par M. SICARD.

Il s'agit d'abolition ou de diminution, soit pour toutes les sensations, soit que certaines soient conservées sans prédominance d'ailleurs dans la moitié ou dans les 2/3 antérieurs de la langue, du côté de l'éruption.

Les *troubles sensitifs* coexistent fréquemment avec les troubles moteurs

Déjà, KLIPPEL et AYNAUD considéraient l'absence de douleurs comme une exception. Elles sont presque toujours préherpétiques, sauf exception comme dans le cas de DEJERINE. Dans le zona auriculaire, la douleur siège dans les profondeurs de l'oreille, dans le conduit auditif et au niveau du pavillon ; parfois, elle est rapportée au-dessous du lobule ou, dans quelques cas, à la face externe du pavillon. Ces troubles subjectifs sont donc en rapport uniquement avec le siège de l'éruption. Fréquemment, la douleur dépasse le champ du zona, envahit le champ de la paralysie, irradie à la région mastoïdienne et même à plus grande distance dans une « large région auriculaire et du cuir chevelu » (M. SOUQUES), ou à la région temporale et même à toute la moitié de la face. C'est ordinairement le type des douleurs de l'herpès zoster, très vives par suite de l'absence de tissu cellulaire sous-cutané au niveau du pavillon de l'oreille. Ce sont des douleurs lancinantes « qui dardent » (RAMSAY HUNT), à tel point qu'elles ont pu faire penser à une otite suppurée. Parfois, elles sont moins fortes, cependant le malade les remarque. Leur durée est variable : tantôt elles diminuent rapidement et disparaissent avec l'éruption avant toute amélioration de la paralysie ; tantôt, au contraire, elles peuvent persister un temps considérable sous forme de brûlures.

Lorsque l'éruption atteint la langue, les douleurs zostériennes sont naturellement marquées à ce niveau.

Les *troubles objectifs* siègent sur le même territoire que les troubles subjectifs, mais n'ont avec ces derniers aucun rapport de durée ni d'intensité. Souvent, il y a hypo, ou même anesthésie, non seulement dans la zone du géniculé, mais alors même que l'éruption ne dépasse pas la zone sensitive de Ramsay Hunt, ils peuvent s'étendre dans la région auriculaire et à la face (Ramsay Hunt, Dejerine, Tinel et Heuyer, M. Souques, obs. II). M. Ramond a signalé une dissociation dite syringo-myélique très nette sur les régions cutanées et sur les muqueuses buccales et linguales atteintes par l'éruption.

Parfois, ces troubles sont extrêmement discrets et ne sont établis que par comparaison avec la sensibilité du côté sain. Aussi, faut-il, lorsqu'on soupçonne un zona otitique, les rechercher soigneusement dans la conque de l'oreille où ils présentent le maximum de fréquence et d'intensité. Cette étude devra être d'autant plus minutieuse que la zone de Ramsay Hunt, déjâ étroite, est encore fréquemment diminuée par le recouvrement et la suppléance des nerfs voisins. Leur présence, surtout s'il existe, cachées dans les replis de l'oreille, qu'une ou deux vésicules desséchées, prises souvent pour des lésions d'eczéma, est d'une importance capitale pour affirmer la nature zostérienne d'une paralysie faciale d'origine douteuse.

Leur durée est également variable :

Les *troubles vaso-moteurs et trophiques* sont en rapport avec l'éruption. Ils sont peu marqués.

Les *troubles électriques* n'ont rien de particulier. Les résultats qu'ils fournissent renseignent sur la forme légère, moyenne ou grave et sur l'évolution des troubles moteurs. C'est ce qui rapproche encore la paralysie faciale zostérienne de la paralysie dite a frigore.

Evolution : D'après Ramsay Hunt, lorsqu'il y a eu R. D. persistante, la paralysie peut laisser une faiblesse permanente ou des contractures de la face.

En général, les choses ne se passent pas ainsi : Pour Klippel et Aynaud, la guérison est la règle ; le minimum de durée a été de 4 jours après le début de la paralysie, le maximum de 4 mois dans les cas qu'ils ont rapportés. Ramsay Hunt admet comme caractéristique la fréquente disparition des symptômes évidents de paralysie en une quinzaine de jours. Or, le 1er cas de M. Souques n'était pas complètement guéri après 6 mois, et dans le 2e cas après 6 mois, la malade étant revenue n'apportait qu'une légère amélioration de la paralysie.

Il semble cependant que la paralysie faciale zostérienne guérisse complètement. On a signalé (Ramsay Hunt, M. Lhermitte), des cas où la paralysie flasque est passée à la phase de contracture. Ceci n'a rien de spécial. C'est l'évolution de certaines paralysies faciales a frigore. En tous cas, l'impression de M. Souques est que la localisation faciale, parmi toutes les paralysies zostériennes, est la plus grave, au moins par sa durée.

Donc, en présence de cette complication, quoique le pronostic soit bon en général, quelques réserves s'imposeront.

PARALYSIE FACIALE ASSOCIÉE AUX TROUBLES AUDITIFS

Fréquemment, au zona de l'oreille, isolé ou associé au zona de la face, du cou, compliqué ou non de paralysie faciale, sont joints des symptômes qui se rapportent au malaise auditif. Ramsay Hunt a étudié ces troubles tout spécialement.

Ces troubles auditifs font généralement leur apparition en même temps que la paralysie faciale. Leur intensité est variable : d'abord, ce sont des tintements, des bourdonnements d'oreille, suivis de diminution de l'acuité auditive. L'hypoacousie peut exister seule (Testaz, Voigt, Grassmann (in Klippel et Aynaud), Dejerine, M. Souques, obs. II). Elle disparaît avant la paralysie ou en même temps qu'elle.

Ces complications auditives peuvent être plus marquées et toucher le nerf en ses deux branches cochléaire et vestibulaire (Gradenigo). Lannois rapporte un cas de zona de la face, du cou et de l'épaule avec paralysie faciale, s'étant accompagné secondairement de vertige de Menière ; RAMSAY HUNT a surtout insisté sur ces faits. Les cas les plus violents se caractérisent par du vertige de Menière, des nausées, vomissements, troubles de l'équilibre et de la marche. Ces troubles disparaissent dans le courant de quelques semaines ; les tintements d'oreille persistent plus longtemps avec altération momentanée de l'ouie. ACHARD en rapporte deux observations, une de Hammerschlag et une personnelle. Dans l'observation très intéressante de M. LHERMITTE, les troubles labyrinthiques ont été très intenses et n'avaient pas encore disparu 3 mois après.

Dans la série de 60 cas de zona otitique rapportés par RAMSAY HUNT, les symptômes auditifs étaient présents 19 fois (9 cas où le zona était occipito-cervical, 4 cas facial, 6 cas otique et dans le canal auditif). Déjà, avant RAMSAY HUNT, il avait été question de ces troubles, mais sans classement défini dans les communications de KAUFMANN, FRANCK HOCKWART, BERGER, HOFFMANN, HAMMERSCHLAG, KORNER (in RAMSAY HUNT).

En résumé, cette triade caractérisée par :

1° Une *éruption zostérienne* au niveau du bouquet sensitif de RAMSAY HUNT ;

2° Une *paralysie faciale* ;

3° Des *troubles auditifs*, tout cela du même côté, constitue le *zona otitique total* de M. SICARD ; le *syndrôme du ganglion géniculé*, comme l'ont dénommé RAMSAY HUNT, M. SOUQUES, montrant, par la pathogénie que nous reproduirons, qu'il existe entre ces 3 symptômes une relation étroite et non une coexistence fortuite, dont la cause commune est due à l'atteinte zostérienne du ganglion géniculé.

PARALYSIES OCULAIRES

Celles-ci viennent après la paralysie faciale, dans l'ordre de fréquence, mais loin derrière elle.

En communiquant la première observation de paralysie zostérienne, HUTCHINSON, en 1866, signalait l'existence de la paralysie des muscles oculaires au cours du zona ophtalmique. Il s'agissait d'un jeune homme de dix-sept ans, qui, à la suite d'un zona localisé au côté droit du nez, avec quelques vésicules dans la région frontale, présenta, cinq jours plus tard, de la dilatation de la pupille et une paralysie des muscles dépendant du nerf oculo-moteur commun, du même côté que l'éruption. Ces accidents disparurent rapidement.

En 1872, dans sa thèse, HYBORD en rapporte 7 cas, dont la plupart concernent la 3e paire. Deux touchaient la 6e paire. L'année suivante, COPPEZ, dans les Annales d'Oculistique, communique plusieurs cas de paralysie plus ou moins complète de la 3e paire, ne se manifestant parfois que par de la mydriase consécutive à un zona du trijumeau. Plus tard, ACHARD, CHAMPION, DÉSIRAT, DOUCET, dans leur thèse, J. GALEZOWSKI, indiquent le rapport de causalité qui relie le zona ophtalmique et les paralysies oculaires coexistantes.

On a dit que les troubles moteurs pouvaient être spasmodiques, consistant surtout dans le rétrécissement de la pupille au cours de zona ophtalmique. C'est ce qui est cité dans l'observation de COHN (in HYBORD), dans une observation de FÉRÉ (in CHAMPION), une de RAYNAUD (in DÉSIRAT). Ces faits ne sont pas expliqués ; peut-être ce spasme relève-t-il de la douleur qui accompagne le zona ?

En tous cas, sous le nom de troubles moteurs oculaires

zostériens, on entend des *paralysies oculaires*. Elles compliquent toutes un zona ophtalmique. Au point de vue de leur fréquence, ce sont des accidents rares : en 1880, De Wecker et Landolt indiquent 3 /100 de zonas ophtalmiques compliqués de paralysies des muscles de l'œil et de la face.

La paralysie est unilatérale et siège du côté du zona. Désirat relate un cas d'Abadie où les deux releveurs sont pris, alors que le zona siège à droite. Cependant, il est dit que le ptosis gauche est moins marqué, et, comme, d'autre part, il existe un épithélioma sur la racine gauche du nez, l'observation perd de sa valeur.

Son apparition est indépendante de la situation du zona dans le territoire du nerf ophtalmique, soit que celui-ci soit complètement recouvert de vésicules, soit que l'éruption se localise à la zone d'une seule des branches terminales du nerf. L'envahissement de la cornée par le zona ne commande pas spécialement les paralysies oculaires ; d'ailleurs, on sait que l'atteinte vésiculeuse de la cornée a été niée par Bowmann et Pacton. Cependant, d'après Hutchinson, il y a toujours paralysie irienne lorsque la cornée est touchée.

Elle se manifeste, le plus souvent, à la période de réparation des ulcérations. Mai, peut-être, son apparition est masquée auparavant par les phénomènes inflammatoires, l'éruption se compliquant facilement d'œdème de la paupière. Et on s'aperçoit seulement de l'existence du ptosis lors de rétrocession de l'œdème, ou le malade s'aperçoit seulement à ce moment de diplopie.

On ne connaît pas d'ophtalmoplégie totale. Le plus souvent, un seul nerf est touché, et, comme peut déjà nous le faire penser l'historique ci-dessus, l'atteinte de l'oculo-moteur commun est la plus fréquente. Champion, Désirat, la notent 14 fois sur les 16 cas de paralysies oculaires qu'ils rapportent. Ramsay Hunt l'indique 12 fois sur 15 cas. D'autre part, il s'agit le plus souvent de paralysies dissociées, et, parmi les muscles atteints, c'est le releveur de la paupière qui est le plus souvent frappé. Dans les 7 cas d'Hybord, nous en trouvons 4 observations ; 2 fois, il était seul atteint ; une fois, le ptosis s'accompagnait de strabisme externe, une autre fois, de dilatation de la pupille.

En plus, la paralysie peut être incomplète, il n'y a que parésie.

Dans les 14 cas de Champion, la paralysie de la 3e paire est totale 4 fois. Le releveur est pris seul dans 3 cas, complètement ou non. Dans 2 cas, il y a paralysie des muscles ciliaires. Dans 3 cas, existent à la fois ptosis et dilatation pupillaire. A ces deux, est associée, une fois, névrite optique. L'atteinte isolée du droit interne n'est pas signalée.

La mydriase amenant de l'inégalité pupillaire existe seule rarement (un cas : Champion — Achard et Castaigne), mais elle existe 11 fois associée dans les cas de Champion. Elle peut être minime, les réflexes peuvent être paresseux ou même abolis à la lumière et à l'accomodation (Sulzer — J. Galezowski). Il est vrai que cela peut être dû simplement à de l'iritis avec simple congestion irienne, qui fixe et immobilise l'iris, ou avec synechies, dans ce cas, la pupille est irrégulière.

Les paralysies des autres nerfs oculaires sont bien moins fréquentes. Hybord rapporte 2 cas de paralysies de la 6e paire. Weidner et Bowmann (in Dict. Dechambre), donnent le même nombre. Goldschmitt communique une observation où le strabisme convergent amenant de la diplopie survint 10 jours après le début des névralgies, au moment de la cicatrisation des vésicules d'un zona occupant le côté gauche du front et du cuir chevelu, le globe oculaire étant indemne ; seules, les paupières et la caroncule lacrymale furent secondairement et légèrement touchées. Elle dura 8 jours. J. Galezowski et Beauvois en rapportent 2 cas ; dans l'un, la guérison fut complète en 4 mois. Dans la statistique de Ramsay Hunt, la paralysie de la 6e paire est notée une fois.

Quant à la paralysie de la 4e paire, on connaît le cas de Lesser, où il s'agit de diplopie par paralysie du grand oblique. Ramsay Hunt en relate 2 cas.

Ces paralysies séparées peuvent naturellement se trouver réunies. J. Galezowski a rapporté une observation où il y avait en même temps paralysie de la 6e paire avec diplopie et paralysie de la musculature intrinsèque de l'œil avec paralysie de l'accomodation, mydriase.

Il peut y avoir association de paralysies faciale et oculaire.

Dans le cas de RAYNAUD, il y avait en même temps que le rétrécissement de la pupille, atteinte des 6e, 7e, 8e paires crâniennes.

L'évolution des paralysies oculaires n'offre rien de particulier. Elles guérissent rapidement en même temps que les autres symptômes oculaires. Cependant, d'après DÉSIRAT elles ne rétrocèderaient parfois qu'en partie, se localisant sur certains muscles d'une façon transitoire ou définitive. ACHARD et CASTAIGNE ont rapporté 2 cas durables de mydriase, l'un avec troubles fonctionnels durait encore deux ans après le zona. Mais, en général, la guérison est complète.

Ces paralysies s'accompagnent souvent de troubles trophiques oculaires bien décrits par HUTCHINSON : kératite avec ulcérations pouvant amener une perforation de la cornée, iritis. La névrite optique peut évoluer insidieusement, conduisant à la cécité complète, ou pouvant s'arrêter et même régresser, laissant cependant une diminution de l'acuité visuelle.

Ce sont toutes ces lésions indépendantes des paralysies qui font du zona ophtalmique une affection à pronostic réservé. Elles ne font que coexister avec la paralysie et, comme nous l'avons vu, sans aucun rapport de fréquence ou de gravité avec elles.

Le diagnostic de ces paralysies oculaires est simple. Il suffit, lors d'un zona ophtalmique, de songer à les rechercher et à dépister les paralysies parcellaires. La contraction du frontal peut compenser la paralysie du releveur et faire penser à une atteinte de ce muscle, moins imposante qu'elle n'es' en réalité ou même la masquer complètement. Il faudra se rappeler que l'œdème de la paupière peut masquer un ptosis par lésion nerveuse, et il faudra sous cet œdème voir si l'œil est dévié. On séparera l'immobilité irienne due à l'iritis. D'autre part, il faudra toujours examiner le fond de l'œil pour distinguer une mydriase due à une papillite d'une mydriase irienne. Dans le 1er cas, l'iris conserve d'ailleurs sa mobilité, le réflexe hémiopique existe. Nous avons vu aussi que ces complications peuvent coexister.

AUTRES PARALYSIES CÉPHALIQUES

M. Sicard signale la possibilité de paralysie masticatrice unilatérale dans le zona du Trijumeau, paralysie qu'il faut dépister « la lésion unilatérale du nerf masticateur n'entraînant qu'une désharmonie passagère de la fonction latérale masticatrice ».

Avant de quitter le domaine des nerfs crâniens, nous devons parler de l'herpès zoster du pharynx et du larynx reconnu par les laryngologistes, il y a quelques années.

Il existe un véritable zona (bien différent du pseudo-herpès de ces organes), unilatéral, correspondant à une distribution nerveuse bien définie, siégeant sur le territoire nerveux sensitif intra-oral du glosso-pharyngien ou du vague.

La surface intra-orale de la 9e paire couvre le bord du voile, les piliers antérieurs et postérieurs du pharynx, les amygdales, la surface postéro-latérale de la langue. La surface orale du vague est située plus postérieurement, correspondant à un petit lambeau en forme de coin à la base de la langue qui se continue sur l'épiglotte, les replis aryténo-épiglotiques et l'aryténoïde. Ces deux surfaces se mélangent dans le pharynx supérieur.

On comprend que l'étroitesse de cette surface de zona et son inaccessibilité soit une source d'erreurs pour son étude, d'autant plus que les symptômes comparés à ceux du pseudo-herpès, où l'inflammation est très grande, sont très légers. D'autre part, les vésicules évoluent rapidement sous la chaleur et la moiteur de la bouche (Ramsay Hunt), laissant des petites taches jaunâtres et blanchâtres, peu semblables à celles que l'on voit habituellement dans le zona. Parfois ce zona intra-oral peut ne pas être douloureux. (ACHARD et CASTAIGNE-CHAUVEAU.)

D'autre part, ces cas de zona sont peu fréquents.

Le zona de ces régions peut se compliquer de bradycardie, syncopes, dyspnée, hoquet, de nausées, vomissements, symptômes qui sont dus à l'atteinte du pneumogastrique (RAMSAY HUNT, HAVILAND). (Obs. rapportées.)

On ne connaît pas de cas de paralysie du larynx. RAMSAY HUNT considère cependant comme très probable que beaucoup de ces paralysies aigues, unilatérales du palais même du larynx d'origine obscure, appartiennent au zoster. C'est l'analogie de ce qui se passe à la face au sujet de l'origine zostérienne de certaines paralysies faciales a frigore.

Plusieurs auteurs, dans leurs descriptions de l'herpès zoster du pharynx, mentionnent la paralysie du voile comme une complication occasionnelle. EICHHORST en rapporte un cas.

ABRAHAMSON a vu un cas d'herpès zoster unilatéral du pharynx, éruption située sur les amygdales et le bord postérieur du palais, associé à une paralysie faciale du côté correspondant (in RAMSAY HUNT).

Enfin MM. CLAUDE et SCHAEFFER ont publié un cas de zona occipito-facial et otitique, ayant eu comme complications une addition de tous les troubles moteurs céphaliques ; les 3e, 4e, 5e, 6e, 7e, 8e paires crâniennes étaient intéressées et peut-être même la 9e et la 10e (observation rapportée). L'éruption occupait le territoire cutané des 2e, 3e nerfs cervicaux et des rameaux postérieurs du 4e ; à la face : zône du trijumeau ; au niveau de l'oreille : le champ du ganglion de Gasser, celui du géniculé, et, sur la position adjacente de la mastoïde, celui dépendant du ganglion d'Andersh et du ganglion jugulaire.

PARALYSIES CÉPHALIQUES ASSOCIÉES

Un zona céphalique pouvant être composé à la fois d'un zona cervical, d'un zona trigemellaire partiel ou total et géniculé, il s'ensuit que nous pouvons nous attendre à rencontrer une association des troubles moteurs conditionnés séparément par chacune des localisations præcitées de l'éruption.

La paralysie faciale est présente dans tous les cas rapportés.

Ramsay Hunt rapporte 2 cas de paralysie faciale associée à la paralysie du voile. La 1re observation se trouve en entier dans l'article de Ramsay Hunt et rapportée ici. L'éruption était distribuée dans la zone intraorale du glosso-pharyngien. 6 jours après, apparaît une paralysie faciale. Il n'y avait pas eu d'éruption dans la zone auriculaire, mais les douleurs violentes qui existèrent à ce niveau pendant plusieurs jours permettent d'affirmer l'atteinte du ganglion géniculé, comme nous le verrons plus loin. La paralysie du voile se manifeste à la fin de la 2e semaine. Il y eut en même temps de la tachycardie qui doit relever du pneumogastrique.

Le même auteur ajoute posséder un autre cas de zona otique avec paralysie faciale et paralysie du voile du même côté. Il semble probable, ajoute-t-il, qu'une telle complication du palais est due à une réaction inflammatoire dans le domaine du glosso-pharyngien et du pneumogastrique.

Raynaud rapporte l'association de paralysie du droit externe et de paralysie faciale avec troubles auditifs. Il y avait zona pharyngé, otitique et trigemellaire. C'est le seul cas d'association de paralysies oculaire et faciale que connaisse Ramsay Hunt.

Ces observations contribuent à démontrer que le voile du palais ne tient pas son innervation du facial ; la paralysie du voile n'existe ici que lorsqu'il y a un zona intra-oral dans une zone autre que celle du facial. Déjà, les anciens auteurs qui admettaient le voile sous la dépendance de la 7e paire considéraient d'ailleurs comme très rare la paralysie du voile comme phénomène existant au cours de la paralysie faciale.

Doucet rapporte le cas d'Hervouet où existaient à la fois du même côté : ptosis, myosis, paralysie faciale, parésie des muscles du cou et du membre supérieur, notamment du muscle deltoïde. Le zona siégeait sur la partie supérieure, et externe du bras droit, un peu sur l'épaule et sur le cou.

PARALYSIE DES MUSCLES DU COU

Nous avons vu déjà le zona cervical superficiel se compliquer de paralysie faciale, mais il y avait en même temps *zona otitique.*

Dans le cas de MM. Lemierre et Lantuéjoul, il s'agit d'un zona cervical pur entraînant une paralysie cervicale. L'éruption occupait le territoire allant de C2 à C5. Les troubles apparus quelques jours après l'éruption consistaient en une faiblesse des mouvements de flexion de la tête et ont persisté plus de deux mois. Les racines motrices touchées étaient les branches antérieures des quatre premières paires cervicales, le territoire paralysé se superposait entièrement au territoire éruptif.

TROUBLES MOTEURS DES MEMBRES

On ne connaît qu'un cas de paralysie zostérienne au NIVEAU DES MEMBRES INFÉRIEURS. Il est rapporté par HARDY : Zona sur le territoire du nerf sciatique ; un mois après, apparition d'une paralysie avec atrophie des muscles du mollet et de la partie externe de la jambe. Ces troubles moteurs ont persisté pendant plus d'un an.

Depuis cette époque lointaine, aucun autre cas n'a été signalé, mais on peut dire que l'absence de complications paralytiques zostériennes et la règle pour le membre inférieur.

Les TROUBLES MOTEURS DES MEMBRES SUPÉRIEURS restent exceptionnels.

Tout le membre peut être pris, comme dans le cas de FOURNIER : il s'agit d'éruption qui, précédée de vives douleurs, était confluente de l'épaule au pouce. Peu après, survient une parésie totale du membre avec atrophie musculaire débutant par la main.

Le plus souvent, les troubles moteurs sont limités et il y a seulement parésie.

Les premiers cas rapportés sont ceux de BROADBENT et de HANDFIELD JONES. Les deux observations de JOFFROY ont été rapportées par tous les auteurs qui ont suivi. Dans la plus démonstrative, un zona de l'épaule fut compliqué, trois mois après, d'impotence de la main avec atrophie commençant par le pouce. On peut encore citer les observations de FABRE, d'HERVOUET : cette dernière a été citée dans le chapitre précédent. RAMSAY HUNT en connaît 9 cas.

Mais la plupart de ces observations sont imprécises quant au siège respectif des troubles moteurs et de l'éruption. Bien plus net est le cas de COLLET : l'éruption siège le long du bord externe du bras et de l'avant-bras, depuis l'acromion à la première phalange du pouce et de l'index, c'est-à-dire sur le territoire innervé par les fibres sensitives de la cinquième racine cervicale empiétant un peu sur C4 et C6. Le trouble moteur consiste en une parésie du deltoïde. Le muscle atteint était donc le muscle innervé par les fibres motrices de C5. Le même nerf était touché à la fois dans ses deux racines.

Plus intéressants sont encore les trois cas de M. Souques. Dans la 1re observation, le zona occupe le territoire cutané des quatre dernières racines cervicales postérieures et de la première dorsale avec atteinte légère relativement de C5. Il existe des troubles de la sensibilité objective, qui occupent le même territoire. La paralysie motrice et les troubles électriques frappent tous les muscles innervés par les cinq racines motrices du plexus brachial.

Dans la 2e observation, le zona est limité au domaine cutané des 5e et 6e racines cervicales postérieures. Or, la parésie atteint le territoire radiculaire supérieur du plexus brachial : ce sont en effet le deltoïde, le biceps, le brachial antérieur, le long supihateur qui sont frappés d'impotence fonctionnelle et la paralysie demeure limitée à ces muscles.

Dans la 3e observation, c'est le territoire de C5, C6 et un peu C7 qui est touché par l'éruption ; c'est encore le territoire innervé par les fibres antérieures de ces mêmes paires qui est pris au point de vue moteur.

Ce qui ressort de tous ces cas, c'est d'abord le mode radiculaire de ces paralysies. Il est encore bien démontré lorsque la 8e paire cervicale et la première dorsale sont prises par la présence du syndrôme du Claude Bernard Horner, qui existe en totalité ou en partie, enopttralmie, diminution de la fente palpébrale, mydriase. (MM. Souques, Baudouin et Lantuéjoul).

La superposition exacte des troubles moteurs et des troubles éruptifs est un fait capital sur lequel a bien insisté M. Souques : superposition exactement dans les mêmes territoires des troubles objectifs de la sensibilité, des troubles des réflexes et des troubles trophiques et électriques.

Il existe en effet des *troubles des réflexes* (diminution, abolition ou inversion).

Les *troubles électriques* sont faciles à étudier. Ce sont ceux que nous avons pris comme types dans la description générale.

L'*atrophie musculaire* peut exister, assez marquée (Fournier-Joffroy, M. Souques). Les altérations cutanées phanériennes peuvent exister: Rappelons que c'est au niveau des extrémités supérieures que Guillain et Pernet, Rose, Claude et Velter ont décrit ces complications ostéo-articulaires si intenses d'origine zostérienne, à type de rhumatisme déformant, doigts tuméfiés, fuselés, avec bosselures au niveau des articulations, ankyloses, lésions articulaires et paraarticulaires, déformation et décalcification osseuse.

Evolution. : Dans le cas de Collet, la parésie avait disparu au bout d'un mois. Dans la 1re observation de M. Souques, la malade n'était pas encore guérie 2 mois après. Dans l'observation de Joffroy, il y avait eu seulement amélioration au bout de trois mois.

En général, ces paralysies sont considérées comme bénignes et comme davant guérir complètement. Les troubles trophiques, surtout l'amyotrophie, s'amendent plus lentement ou peuvent persister comme des séquelles définitives.

PARALYSIES ZOSTÉRIENNES PLUS RARES

Ramsay Hunt indique avoir vu une paralysie des muscles de l'abdomen consécutive à un zona. Il ne donne pas d'autres détails.

Enfin, dans la littérature on trouve des cas de paralysie des sphincters d'origine zostérienne. C'est une observation de Davidson rapportée dans Doucet : zona de la région anale avec des vésicules sur une surface grande comme une paume de main au niveau de la tubérosité de l'ischion, gagnant en avant le périnée et la moitié gauche du sacrum et un peu sur la moitié gauche de la fesse. Le malade n'aurait pu uriner ni aller à la selle pendant 3 jours.

PATHOGÉNIE DES TROUBLES MOTEURS CONSÉCUTIFS AU ZONA

La pathogénie des troubles étudiés doit s'inspirer des facteurs suivants :

1° *Facteur anatomo-pathologique.*

Le siège des lésions du zona est radiculo-ganglionnaire. Des observations cliniques, telles que celles de CHAUFFARD et RIVET, SOUQUES et VINCENT, CHAUFFARD et RENDU, P. CAMUS, autorisent nettement cette opinion.

Les études anatomo-pathologiques de BAERENSPRUNG, CHARCOT et COTARD, PITRES et VAILLARD et surtout celles de HEAD et CAMPBELL, DEJERINE et THOMAS, apportent une affirmation définitive.

C'est le ganglion de la racine postérieure qui offre le point de départ et le maximum des lésions : inflammation interstitielle avec extravasation hémorragique, en particulier au niveau nu ganglion de GASSER, parfois nécrose des cellules, aboutissant à la sclérose du ganglion ou, au contraire, disparaissant avec restitution ad integrum. Les altérations, en-deçà sur le nerf périphérique, au-delà sur la racine, avec parfois dégénération médullaire dans les cordons postérieurs, comme l'ont montré HEAD et CAMPBELL, ne sont que secondaires.

Les racines antérieures sont intactes. ANDRÉ THOMAS a décélé dans 2 cas de zonas intercostaux une participation des cornes et des racines antérieures aux lésions des racines postérieures. C'est un fait exceptionnel.

On pourraît être tenté de tirer un argument de la rareté des paralysies zostériennes et faire dépendre celles-ci de ces cas rares où existent justement des lésions des cornes antérieures. Mais les caractères cliniques montrent ce qui suit :

2° *Facteur clinique.*

Les paralysies zostériennes n'offrent pas les caractères de troubles dus à une *myélopathie* ou dus à une *névrite.* Elles ont une origine radiculaire.

En plus, la racine motrice touchée est la racine antérieure du nerf dont la racine postérieure a été lésée par l'infection zostérienne.

La démonstration de l'origine radiculaire et de la superposition exacte des troubles moteurs, réflexes, tendineux sympathiques, électriques et trophiques a été bien mise en relief par M. Souques dans ses observations de paralysie zostérienne des membres supérieurs. MM. Lemierre et Lantuéjoul ont corroboré à ces conclusions par le cas qu'ils ont rapporté.

Ces principes permettent d'éliminer les différentes théories d'explication des troubles moteurs invoquées antérieurement, qui d'ailleurs restaient insuffisantes au sujet de la date d'apparition respective des différents troubles, du siège, etc.

Il s'agit de :

La *théorie centrale* (lésion du noyau du trijumeau et des nerfs moteurs oculaires voisins), de Brissaud, Rendu, Magnus ;

La *théorie réflexe intra-cérébrale* de Letulle, névrite ascendante intra-cérébrale.

Nous éliminerons aussi les *théories périphériques suivantes :*

a) *Lésions du nerf moteur en un point de son trajet* par compression ou par propagation ascendante de l'infection. Celle-ci passerait par l'intermédiaire des anastomoses existant entre le nerf sensitif et le nerf moteur ou gagnerait les terminaisons du nerf moteur et remonterait le long d'elles par l'intermédiaire de l'œdème sous-cutané.

b) Lésion à la fois du nerf moteur et du nerf sensitif par l'infection qui les frappe en même temps (Klippel et Aynaud).

On ignore pourquoi l'infection ou l'irritation du ganglion rachidien sensitif se traduit à la périphérie cutanée, à l'aboutissant de ses fibres, par une manifestation éruptive telle que le zona. A. THOMAS a trouvé des lésions des fibres sympathiques et on admettrait (M. SICARD), que les troubles vaso-moteurs qui précèdent l'éruption d'herpès, les vésicules, sont en faveur de la théorie de l'intervention du sympathique radiculaire ; le zona serait donc ganglio-radiculo-sympathique.

M. RAMSAY HUNT, M. SOUQUES ont démontré comment l'on pouvait concevoir l'atteinte de la racine antérieure, secondairement. Ils se basent sur la disposition anatomique des racines rachidiennes.

Dans l'espace dural, les racines d'abord séparées à leur naissance par le cordon latéral de la moelle tendent à se rapprocher, convergeant vers le trou de conjugaison. Dans le canal de conjugaison, nous trouvons les 2 racines accollées, séparées par un simple feuillet dure-mérien et entourées par un manchon que leur forment les veines rachidiennes et artères de la moelle. A la partie externe du canal de conjugaison ou immédiatement en dehors, il y a fusion des 2 racines dont le nerf est constitué. Le canal de conjugaison forme donc un passage rétréci où ce qui sort du sac dural et ce qui va y pénétrer est obligé de se serrer pour passer. D'autre part, la racine postérieure est à ce niveau renflée en son ganglion.

Qu'il se produise une congestion, des hémorragies interstitielles ou une infection dans le ganglion, celui-ci augmente de volume, rejette la racine antérieure et la comprime contre la paroi du canal, osseuse, inextensible. Il se produit une sorte d'ischémie de la racine motrice amenant un trouble dans le passage de l'influx nerveux, d'où parésie ou paralysie.

On comprend le caractère ordinairement transitoire de ces troubles moteurs, ceux-ci disparaissant au fur et à mesure que le ganglion revient à ses dimensions primitives.

A côté de cette *théorie mécanique*, qui rentre dans le cadre des *funiculites* de SICARD, on peut faire intervenir uniquement le rôle de l'infection qui franchit l'enveloppe du ganglion et atteint la racine antérieure par l'intermédiaire du tissu cellulaire ou du feuillet dure-mérien qui les sépare. Et justement le rapprochement du ganglion et de la racine antérieure dans le canal de conjugaison favorise cette propagation.

Cette théorie par *transmission* de l'infection paraîtrait la plus vraisemblable.

RAMSAY HUNT, admettant la diffusion du processus infectieux, explique la rareté et la légèreté des paralysies des membres en raison de la résistance de la capsule ganglionnaire qui ne se laisse franchir que difficilement.

Au sujet des membres inférieurs, les ganglions sacrés né sont plus intervertébraux, mais contenus dans le canal sacre lui-même, dans le large espace compris entre la paroi osseuse et le cul-de-sac dural. En plus, les racines antérieures et postérieures sont séparées l'une de l'autre par un espace de plusieurs millimètres. Les racines motrices n'ont donc plus de raison d'être comprimées (SICARD), ou d'être atteintes par l'infection à cette distance. On comprend ainsi l'absence de paralysies zostériennes des membres inférieurs, d'autant que le zona est déjà par lui-même rare à ce niveau.

PATHOGÉNIE DE LA PARALYSIE FACIALE ZOSTÉRIENNE

Au 1er abord, les paralysies zostériennes céphaliques se montrent différentes de celles des membres. Le territoire paralysé paraît autre que le territoire éruptif : en particulier : paralysie faciale contre un zona limité au pavillon de l'oreille.

Cependant, nous appliquerons ici encore celles des troubles moteurs des membres, nous appuyant sur les conclusions établies durant ces dernières années au sujet de la nature du nerf facial.

Le nerf facial ne doit plus être considéré seulement comme un nerf moteur ; c'est un nerf mixte au même titre que le trijumeau, le glosso-pharyngien et le pneumogastrique et qu'un nerf rachidien.

Il est indispensable d'ouvrir un chapitre spécial concernant la physiologie du nerf facial, d'après les données récentes.

PHYSIOLOGIE DU NERF FACIAL

Le nerf facial émerge de la fossette latérale du bulbe par 2 racines :

La *racine interne*, qui s'engage dans le canal auditif interne, cheminant dans une gouttière que lui forme le nerf auditif, se continue dans l'aqueduc de Fallope dont elle suit toutes les inflexions, sort du rocher pour se diviser en nombreuses branches terminales qui vont innerver les muscles superficiels de la face et du cou. C'est le *facial moteur*, le *nerf de Ch. Bell*, le *tronc du facial proprement dit*, entièrement décrit d'ailleurs par les anatomistes du XVIIe siècle, auquel on rattache, au moins par leur origine apparente, les nerfs pétreux, la corde du tympan, aussi bien que toutes les autres branches collatérales intra et extra-pétreuses. Nerf moteur il a son origine dans le système central (noyau du facial supérieur, noyau du facial inférieur).

2) La *racine externe*, plus grêle, ou *nerf intermédiaire de Wrisberg*, chemine dans le canal auditif en compagnie du facial moteur et de l'auditif, placé entre ces deux nerfs. Tous trois sont maintenus par une gaine commune à tissu conjonctif. Au fond du canal, l'acoustique se divise en ses deux branches : cochléaire et vestibulaire. Le nerf intermédiaire entre dans le canal de Fallope, toujours accollé au facial. Mais aussitôt après son entrée, il se renfle, formant le ganglion géniculé, de taille variable (parfois à peine visible, parfois doublant le volume du nerf), triangulaire, qui, par sa base, coiffe le genou du facial, et, par son angle externe, émet des filets qui pénètrent presque immédiatement dans le tronc moteur.

Or, HISTOLOGIQUEMENT, le ganglion géniculé est formé, chez l'embryon humain, de cellules bipolaires (HIS) ;

chez l'adulte, de cellules unipolaires (Retzins). C'est exactement la structure de tout ganglion spinal. L'origine est également analogue, ils dérivent tous deux de la crête neurale. *Le ganglion géniculé est donc un ganglion sensitif.*

Sapolini a étudié les prolongements centraux, centrifuges de ces cellules. Leur ensemble forme le nerf intermédiaire. Arrivés dans le tronc cérébral, ils se bifurquent, donnant une petite branche ascendante et une branche descendante. Celle-ci va aboutir dans le faisceau solitaire et dans la colonne centrale grise de la moelle, tout comme les terminaisons du glosso-pharyngien et du pneumogastrique.

Les prolongements périphériques cellulipètes forment un faisceau de fibres nerveuses s'accollant simplement au facial pour s'en détacher près du trou stylomastoïdien et former la corde du tympan. Les fibres gustatives des 2/3 antérieurs de la langue ne sont donc pas des fibres d'emprunt pour le facial provenant soit du IX, soit du V, ce sont des fibres propres provenant du ganglion géniculé et constitutives du nerf intermédiaire de Wrisberg.

Nerf intermédiaire, ganglion géniculé, corde du tympan, forment donc un tout sensitif entièrement analogue à la racine postérieure d'un nerf spinal. Le noyau d'origine réelle en est le ganglion lui-même.

On a beaucoup discuté sur la valeur de ce nerf sensitif. Pour Mathias Duval, Testut, c'est une branche aberrante du glosso-pharyngien ; Sapolini le décrit comme une 13e paire crânienne. Mais la fusion de la corde avec le tronc moteur de la 7e paire ne permet pas un tel isolement morphologique et *le nerf intermédiaire de Wrisberg doit être regardé comme une racine sensitive pour le facial* avec un ganglion sensitif et un prolongement périphérique.

La 7e paire est donc un *nerf mixte* avec ses 2 racines. Les auteurs modernes s'accordent tous sur ce point et sur la nature et sur l'origine de la corde du tympan.

Mais les opinions diffèrent lorsqu'il s'agit d'affecter au système sensitif d'autres branches jusqu'à présent désignées comme appartenant au système moteur. C'est ce qui a lieu pour les nerfs pétreux superficiels. D'autre part, le ganglion géniculé fournit en outre des fibres sensitives pures, les unes pour la langue, les autres vont à un territoire cutané de la face exclusivement réservé au facial. C'est à RAMSAY HUNT que revient le mérite d'avoir indiqué ces données récentes par les travaux anatomiques, par l'étude des dégénérescences et surtout les conclusions cliniques, ce qui a été confirmé en France dans des communications telles que celles de DEJERINE, TINEL et HEUYER, CLAUDE et SCHAEFFER, et surtout celles de M. SOUQUES.

Le ganglion géniculé ne concerne pas seulement, en effet, le sens du goût. D'après HIS, la corde du tympan ne compte environ que 120 fibres, tandis que le ganglion géniculé contient 7 à 800 cellules. D'autre part, selon AMABILINO, la section de la corde du tympan dans l'oreille moyenne détermine de la chromatolyse dans les 4/5 des cellules ganglionnaires. Il existe donc dans le ganglion géniculé un certain nombre de cellules sensitives qui sont l'origine de fibres autres qèe celles de la corde du tympan. Elles fournissent :

1) Des *anastomoses* entre le ganglion géniculé, l'intermédiaire de Wrisberg et le nerf auditif à l'intérieur du conduit auditif interne. Elles ont leur origine dans les cellules du ganglion géniculé et on pense qu'elles représentent une innervation sensitive du nerf auditif.

2) Les *nerfs pétreux superficiels.* Ils naissent, pour VAN GEHUCHTEN, POIRIER, du genou du facial, au-dessous du ganglion géniculé, mais les fibres qui sortent du ganglion et que nous avons vu pénétrer dans le facial sont intimement liées aux nerfs pétreux. Leur destination est similaire ; ils s'anastomosent avec le glosso-pharyngien puis forment un système (puisqu'il n'y a pas de ganglion sympathique annexé directement au nerf facial comme cela existe pour les nerfs rachidiens), unissant le facial au système sympathique cérébral (ganglions sphéno-palatin et otique), celui-ci étant également uni au trijumeau.

Le petit nerf pétreux contient des fibres motrices secrétoires (donc fibres sympathiques), pour la parotide et les glandes jugales, mais elles proviennent du glosso-pharyngien. Le grand nerf pétreux comprend également des fibres secrétoires pour la glande lacrymale venant du facial. En cela, les nerfs pétreux sont analogues à la corde du tympan, qui contient des fibres de même espèce pour la glande sous-maxillaire et la glande sublinguale, venant du facial moteur.

Mais ce ne sont là que des fibres d'emprunt.

Pour les autres fibres constitutives, fonctions ont été attribuées aux nerfs pétreux. Pour certains auteurs, ils transporteraient les fibres de la corde du tympan au trijumeau. Or, nous avons vu que la corde du tympan se continue par le nerf de WRISBERG et CUSHING a montré que l'ablation du ganglion de Gasser n'était pas suivie de troubles du goût ni d'anesthésie complète dans les 2/3 antérieurs de la langue.

Pour d'autres, ils transmettraient l'influx moteur du facial à la région sphéno-maxillaire et contiendraient des fibres sensitives rétrogrades du trijumeau au facial. Nous en reparlerons. Mais RÉTHI a démontré que les muscles du voile étaient innervés par le vague et il n'y a aucune preuve clinique ou embryologique du passage de fibres de la 5e paire à la 7e par la branche pétreuse.

Au contraire, on sait que chacun des nerfs pétreux donne, avant de recevoir toute anastomose, une branche au plexus tympanique pour l'innervation de la caisse et ses prolongements tubaire et mastoïdien. DIXON a, d'autre part, montré clairement la nature sensitive du nerf vidien et ses relations embryologiques avec les cellules du ganglion géniculé. Le petit nerf pétreux a la même origine.

Ce seraient donc des nerfs sensitifs En tous cas, si leurs fonctions ne sont pas entièrement déterminées, il est un point acquis : les nerfs pétreux ne sont pas constitués par des fibres d'échange entre le facial et le trijumeau, leurs fibres principales sont issues du ganglion géniculé sensitif.

3) AU-DESSOUS DU GANGLION GÉNICULÉ, en plus des fibres sensorielles de la corde du tympan, le tronc du facial renferme des fibres sensitives qui cheminent à côté des

fibres motrices sur un trajet assez long. La preuve en est : que l'excitation du facial à sa sortie du trou stylo-mastoïdien est douloureuse, et, d'autre part, VAN GEHUCHTEN ayant sectionné le nerf à ce niveau a provoqué de la chromatolyse dans un certain nombre de cellules du ganglion. Ce sont :

a) Des *fibres de sensibilité générale pour le territoire sensoriel lingual* du facial. Leur existence est démontrée par l'hypoesthésie dans cette région parfois signalée au cours de paralysie faciale (BERNHARDT, SCHILLER, MENDEL), mais surtout par les expériences de CUSHING et l'étude des zones d'anesthésie après l'ablation du ganglion de Gasser. Sur les 2/3 antérieurs de la langue (zone gustative dépendant de la corde du tympan), une sensibilité obtuse persistait. Dans un cas, il survint ensuite une paralysie faciale ; ce reste de sensibilité disparut. Elle ne pouvait donc dépendre que du facial.

Il est probable que ces filets cheminent dans la corde du tympan à côté des fibres sensorielles. Mais on peut admettre qu'elles sont situées dans le rameau lingual du facial qui innerve également la muqueuse des piliers antérieurs du voile et de la région adjacente.

b) En plus de ces filets muqueux, le facial possède *un territoire cutané* situé au niveau du pavillon de l'oreille. On peut le considérer comme suffisamment limité, formant une aire *conique dont le sommet est représenté par la membrane du tympan, les parois par celles du conduit auditif externe, la base répondant à la conque, tracée par le tragus, l'antitragus, l'anthélix, la fosse de l'anthélix* (RAMSAY HUNT). Ce territoire représente la plus grande partie du pavillon de l'oreille. *C'est la zone cutanée du ganglion géniculé, la zone de Ramsay Hunt.*

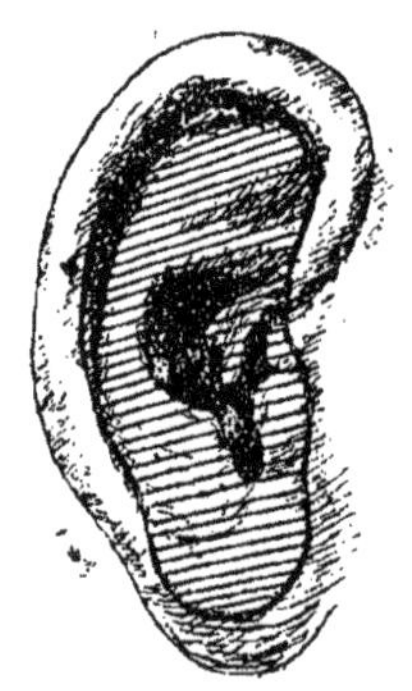

Zone cutané du ganglion géniculé (d'après RAMSAY HUNT) (Hachures ////).

Les filets qui composent ce bouquet sensitif n'ont pu être isolés anatomiquement ; on n'en connaît pas exactement leur cours. Pour certains auteurs, ils constitueraient ces fibres rétrogrades du trijumeau au facial dont nous avons parlé au sujet des nerfs pétreux : passant par le nerf auriculo-temporal, le ganglion otique, le petit nerf pétreux et le ganglion géniculé. Mais cela n'est nullement démontré. Il paraît plus vraisemblable que ces fibres passent du géniculé dans le tronc du facial, sortent également du trou stylo-mastoïdien et se rendent à l'oreille directement ou probablement au (moins pour quelques-unes), par la branche auriculaire postérieure. De toutes façons, elles ont leur origine dans le ganglion géniculé.

Ramsay Hunt a démontré l'existence de cette innervation cutanée auriculaire du nerf facial, par déduction à la suite de l'élimination des territoires des nerfs sensitifs voisins.

Il est déjà intéressant de voir que, chez *l'embryon humain* et chez les vertébrés inférieurs, le facial possède un rôle sensitif important. C'est le nerf de la 1re fente viscérale et des arches adjacentes qui fournissent la langue, les piliers, la cavité tympanique. La conque, le conduit auditif externe sont en rapport avec la 1re arche viscérale ; on peut les considérer comme se trouvant dans la surface d'innervation du 7e nerf. Mais cette distribution sensitive a subi, au cours du développement phylogénique, une réduction considérable et une supplantation par les 9e, 10e nerfs branchiaux et en particulier par le 5e. On comprend que, chez l'adulte, la zone sensitive puisse être devenue minime.

Chez l'adulte, les anatomistes ne découvrent pas de territoires sensitifs cutanés du facial. Cela n'a rien d'étonnant, la dissection n'est pas une méthode assez fine pour déceller la zone du facial, en raison des suppléances, des superpositions indiquées plus haut, de la complexité de l'innervation pour un petit territoire comme le pavillon de l'oreille. Voici ce qu'ils disent :

La moitié antérieure et la partie supérieure du pavillon et du conduit auditif externe, la membrane tympanique dans ses 2/3 supérieurs (Testut), sont innervées par la branche auriculo-temporale du trijumeau, provenant du maxillaire inférieur, donc du ganglion de Gasser.

La surface postérieure de l'oreille reçoit son innervation à travers les branches auriculaires du plexus cervical superficiel venant des 2e et 3e ganglions cervicaux ; ces rameaux recouvrent aussi le bord et innervent l'étendue marginale postérieure du pavillon.

Les parois inférieure et un peu postérieure de la membrane du tympan et du conduit auditif externe sont pourvues par la petite branche auriculaire du vague (nerf d'ARNOLD), qui envoie aussi des filets à la partie postérieure et basse du pavillon et à la portion de la région mastoïdienne adjacente à l'oreille. Or, à cause de l'union de la branche auriculaire du vague (venant de la racine du ganglion jugulaire et des branches du glosso-pharyngien venant du ganglion pétreux), il est impossible de séparer ce qui revient au glosso-pharyngien et au pneumogastrique dans l'innervation périphérique de l'oreille.

En résumé, la représentation ganglionnaire anatomique de l'oreille peut être indiquée ainsi :

La 1/2 antérieure appartient au ganglion de Gasser ;

La 1/2 postérieure aux 2e et 3e ganglions cervicaux ;

La portion inférieure et postérieure au glosso-pharyngien et au vague.

Les *méthodes expérimentales* ont permis une dissociation plus précise de ces différentes innervations.

Elles ont consisté à éliminer les zones cutanées de l'oreille appartenant au ganglion de Gasser et aux ganglions cervicaux, par l'étude du champ d'anesthésie après extirpation de ces ganglions exécutée suivant les cas pour le traitement du tic douloureux de la face ou de la névralgie occipito-cervicale.

ZONE DU TRIJUMEAU :

Dans tous les cas de KRAUSE d'extirpation du ganglion de Gasser, la sensibilité cutanée de l'oreille et du conduit auditif externe est demeurée normale.

FRAZIER et SPILLER sectionnent la racine sensitive du trijumeau sur le côté central du ganglion. De la sorte, on est assuré de ne léser que le trijumeau seul et l'anesthésie est exactement limitée à la sphère du trijumeau, car on ne risque pas de léser le géniculé ou les nerfs voisins comme cela peut se produire lors de l'arrachement brusque du ganglion. Les résultats constatés confirment ceux de KRAUSE.

CUSHING, à la suite des mêmes observations, indique la limite postérieure de la zone d'influence du trijumeau sur l'oreille : « Elle part du point d'attache antérieur du pavillon de l'oreille, se dirigeant en arrière pour comprendre une petite partie du bord ascendant de l'hélix ainsi que toute sa crosse. Elle disparaît ensuite dans le conduit auditif externe, suivant son bord postérieur jusqu'à la membrane du tympan qui est plus ou moins comprise dans la zone. Elle revient en suivant la face antéro-inférieure du conduit auditif au bord inférieur du tragus où elle apparaît à la surface cutanée. Elle fait alors un angle plus ou moins grand, se dirigeant en avant et légèrement en haut sur la région zygomatique. ».

ZONE DES GANGLIONS CERVICAUX :

CUSHING a également étudié le territoire auriculaire d'anesthésie lors d'extirpation des 2e et 3e ganglions cervicaux.

Sa limite antérieure aborde le pavillon à son extrêmité supérieure, gagne le sommet de l'hélix, passe la fosse de l'anthélix et contourne le bord postérieur de la conque jusqu'au sillon compris entre le tragus et l'antragus.

En réunissant et en juxtaposant les zones d'anesthésie respectives dépendant, l'une du trijumeau, l'autre des nerfs cervicaux, on trouve une zone intermédiaire correspondant toujours à l'intérieur de l'oreille et au conduit auditif externe où la sensibilité est conservée.

Nous avons vu anatomiquement la zone d'innervation des 9e et 10e nerfs.

Il en résulte que cette partie intermédiaire respectée ne peut être affectée qu'au ganglion géniculée, le seul ganglion compris sur la chaîne ganglionnaire, entre celui du trijumeau, en haut, et ceux des autres nerfs cités, en bas.

Sherrington a affirmé directement l'existence de cette zone cutanée dépendant du ganglion géniculé, chez les Macaques, en opérant sur ce ganglion lui-même. Il vérifie en effet la situation cutanée sensitive du facial, elle est limitée à la conque, à une partie de l'anthélix, à la fosse de l'anthélix et au sommet de l'antitragus. Les Ganglions d'Andersch et jugulaire innerveraient la partie postérieure du conduit auditif externe et du tympan, une portion de la surface postéro-interne du pavillon et de la région mastoïdienne voisine.

Enfin, *la clinique* vient donner aux conclusions précédentes une confirmation indéniable.

La paralysie de Bell, dans sa forme commune, peut s'accompagner, quoique très rarement, de troubles sensitifs.

Elle peut être douloureuse (1re relation due à Weber, puis Despaigne, Ramsay Hunt). Dans toutes ces monographies, la douleur siège principalement dans le canal, dans les profondeurs de l'oreille et la région mastoïdienne. Parfois, elle est localisée au-dessous du lobule ou à des segments de la surface externe du pavillon, comme le tragus et le bord de l'hélix. Elle peut irradier, dans les formes les plus graves, à la face, à l'occiput et à la région temporale.

On a signalé également une hypoesthésie légère qui, selon Despaigne, serait plus fréquente qu'il n'est rapporté, quelquefois s'étendant à la langue et à la muqueuse buccale. Elle siège sur la moitié de la face atteinte (Frank Hochwart, 8 cas sur 20 paralysies faciales observées ; Donath, Schreiber, 28 sur 46 ; Remak et Flateau, Ramsay Hunt, 2 cas sur 30).

Mais il existe une autre forme de troubles sensitifs plus localisés (Gowers, Ramsay Hunt), consistant en une zone d'hypoesthésie limitée à la conque du pavillon de l'oreille.

Pour Gowers, cette région serait innervée par une branche quittant le facial à son émergence, mais venant du V. Pour cet auteur, dans 9 de ses cas, Ramsay Hunt relate l'hypoesthésie dans cette même région.

Ainsi, dans tous les cas de paralysie faciale où ils existent, les troubles sensitifs semblent se localiser plus spécialement ou entièrement à une même région, qui répond à la zone innervée par le ganglion géniculé. L'infection qui a lésé le nerf facial aura donc touché à la fois des fibres motrices et aussi les fibres sensitives qui aboutissent à son territoire cutané.

Mais c'est l'étude du Zona de l'oreille qui a permis à Ramsay Hunt d'apporter le fait décisif :

On sait que Head et Campbell se sont servis de la localisation éruptive des Zonas cutanés pour déterminer la représentation exacte des territoires appartenant aux ganglions spinaux. Ramsay Hunt a transporté cette méthode des nerfs rachidiens au nerf facial. En effet, en admettant la nature sensitive du ganglion géniculé et son analogie avec un ganglion spinal, il est probable qu'il sera lésé par l'Herpès Zoster et, alors, le siège des vésicules indiquera la surface cutanée exacte, projection sensitive de ce ganglion et de ce secteur ganglionnaire. Cette surface doit être naturellement indépendante des autres zones de Zoster reconnues.

L'importance de la méthode de l'Herpès zoster est d'autant plus évidente ici comme moyen de détermination de la projection ganglionnaire que nous avons vu les difficultés auxquelles se heurtent les moyens d'investigation précédents, par suite du peu d'étendue et de la variabilité de la zone auriculaire.

Ramsay Hunt analyse 37 cas d'herpès Zoster dans lesquels les manifestations éruptives étaient limitées à de petites surfaces sur l'oreille externe. Dans 4 cas, les vésicules siégeaient dans la zone des ganglions du glosso-pharyngien et du pneumogastrique. Dans 18 cas, l'éruption est limitée exactement à la zone cutanée que les recherches expérimentales ont attribuée au facial. Dans un de ces derniers cas, des examens histologiques furent pratiqués : on trouva des dégénérations bien marquées dans les portions intra et extra-bulbaires du nerf intermédiaire de Wrisberg.

IL NE SUBSISTE DONC AUCUN DOUTE SUR L'EXISTENCE ET SUR LES LIMITES DE LA ZONE CUTANÉE SENSITIVE DU GANGLION GÉNICULÉ. Elle est intercalée entre la zone du ganglion de Gasser en avant, celle des ganglions des 9e, 10e paires et ganglions cervicaux en bas et en arrière, de sorte que les zones d'herpès Zoster dépendront de la lésion du ganglion de Gasser pour le front, la face ; du ganglion géniculé pour la partie interne du pavillon de l'oreille ; des 2e et 3e ganglions cervicaux pour l'occiput et le cou. La zone du glosso-pharyngien participe un peu à la partie postéro-inférieure de celle du ganglion géniculé et à la région mastoïdienne.

Cliniquement comme expérimentalement, on voit que le ganglion géniculé est compris dans une chaîne sensitive analogue à celle des nerfs rachidiens.

Nous avons vu qu'il avait été décrit dans plusieurs cas de paralysie faciale, des douleurs rétro-auriculaires, mastoïdiennes et dans la 1/2 antérieure de la face (Weber, Testaz, Despaigne, Ramsay Hunt, Dejerine, M. Souques). Comment doit-on expliquer leur apparition, alors que le territoire sensitif du facial est limité à l'oreille externe et à une petite partie de la langue ? Ces cas sont d'ailleurs très rares. Certains auteurs les rattachent aux systèmes sensitifs voisins. Mais, ne s'agirait-il pas simplement d'un reliquat embryonnaire plus étendu que normalement du territoire sensitif du facial, comme cela a été confirmé expérimentalement (Mitschell, Spiller, Ivy et Johnson) ? Parfois, le facial n'enverrait-il pas aussi quelques filets sensitifs en arrière de l'oreille, dans le domaine du rameau auriculaire postérieur jusqu'ici décrit comme un nerf moteur, et, en avant, dans ses propres terminaisons motrices (M. Souques) ? Head admet d'ailleurs que tout nerf moteur possède plusieurs fibres sensitives accompagnant les fibres motrices jusqu'à leur terminaison, pour la sensibilité musculaire et motrice. Cette hypothèse n'est pas admise par M. SICARD, qui, à la suite des alcoolisations du nerf facial pratiquées dans l'espace prémastoïdien pour le traitement des hémispasmes faciaux, n'a jamais constaté d'anesthésie dans le territoire périphérique du facial, même après une paralysie motrice à peu près complète du nerf.

En résumé, la distribution sensitive du facial comprend :

1) Des fibres sensorielles pour les 2/3 antérieurs de la langue, par la corde du tympan ;

2) Des fibres sensitives pour l'oreille interne (par anastomoses avec le nerf auditif), pour l'oreille moyenne (caisse tympanique et ses prolongements), par les nerfs pétreux ;

3) Une innervation sensitive partielle de la langue et de la région toncillaire par la corde du tympan ou par les rameaux linguaux ;

4) Une innervation cutanée de l'intérieur du pavillon de l'oreille par des filets cheminant dans le tronc moteur du facial.

Le ganglion géniculé représente le noyau d'origine de tous ces filets sensitifs. Mais, en plus, il existe des groupes de cellules exactement du même type que celles du ganglion géniculé, échelonnées le long du nerf de Wrisberg, des nerfs pétreux et du tronc facial. *On doit donc admettre qu'il existe un système sensitivo-sensoriel considérable annexé à la 7e paire.* Si ses fonctions sont restées longtemps inaperçues, c'est par suite de sa situation intercalée entre les grands systèmes voisins, de l'enchevêtrement des territoires et des relations qui les unissent. Au niveau du pavillon de l'oreille, l'aire faciale est petite, son accès est difficile pour la recherche des vésicules zostériennes, pour la recherche de la sensibilité dans les cas où l'on pense qu'elle est lésée, l'anesthésie se fond rapidement dans la superposition des zones marginales adjacentes restées normales.

Il arrive même que la zone géniculée que nous avons décrite est encore plus réduite, c'est ce qui explique la constatation d'une anesthésie complète dans la conque de l'oreille après certains cas d'extirpation du ganglion de Gasser (CUSHING).

Nous pouvons donc affirmer la conception, indiquée au début, du facial nerf mixte avec ses 2 racines motrice et sensitive, celle-ci présentant un ganglion. Homologue d'un nerf rachidien, d'un nerf mixte crânien, il l'est plus particulièrement du V. RAMSAY HUNT continue d'ailleurs l'analogie jusqu'à indiquer pour le facial une description « fausse anatomiquement, mais intéressante au point de vue clinique, donnant au système sensitif de ce nerf la place à laquelle il a droit ». Sa description est entièrement calquée sur celle du trijumeau : 2 racines qui se fusionnent au niveau du ganglion sensitif (la fusion étant indiquée ici par les filets qui sortent du ganglion géniculé pour pénétrer dans le tronc moteur). Au niveau de l'extrémité durale du ganglion, naissent 3 branches : 2 sensitives, grand et petit nerf pétreux ; la 3e motrice, le facial classique contenant en plus des fibres sensitives. Le rapport des fonctions du V et du VII justifie cette conception, l'embryologie montre qu'il y a balancement des territoires sensitifs de chacun de ces 2 nerfs.

Le système sensitif du facial permet de comprendre les relations de ce nerf avec divers symptômes ou syndrômes rattachés jusqu'à ces derniers temps aux systèmes voisins. Elles ont été précisées par RAMSAY HUNT.

Il s'agit avant tout de douleurs qui ont pour caractère spécial leur localisation à la zone auriculaire.

Il peut s'agir d'un groupe purement fonctionnel : otalgie réflexe à la suite de lésions bucco-pharyngées, dentaires, ou faisant partie d'une névralgie faciale ou occipitale (la propagation se faisant par les nerfs pétreux) ; otalgie simple, idiopathique, tabétique (RAMSAY HUNT), seule ou associée à des troubles auditifs.

Suivant RAMSAY HUNT, le spasme facial pourrait reconnaître parfois des lésions irritatives primitives ou secondaires du système sensitif du facial.

Les douleurs, les troubles sensitifs de la paralysie faciale commune, l'agueusie, l'hypoesthésie au niveau des 2/3 antérieurs de la langue s'expliquent de la même façon.

Enfin, l'inflammation zostérienne peut frapper le ganglion géniculé. Les vésicules typiques apparaissent dans les territoires innervés.

On peut donc constater :

Soit un zona lingual : généralement quelques vésicules au niveau des 2/3 antérieurs de la langue ;

Soit un zona auriculaire limité à la zone de Ramsay Hunt.

Il va sans dire que les deux peuvent coexister. Nous l'avons indiqué précédemment.

Or, le ganglion géniculé se trouve dans un canal osseux au contact de la racine motrice. Un syndrôme paralytique pourra donc apparaître. Des signes de participation du nerf auditif qui est au contact pourront se manifester.

C'est ce chapitre que nous devons développer.

Ramsay Hunt a partagé le syndrôme zostérien auriculaire du facial en 4 types :

1) L'Herpès Zoster auriculaire ;

2) L'Herpès Zoster auriculaire avec participation faciale ;

3) L'Herpès Zoster auriculaire avec paralysie faciale et symptômes auditifs ;

4) Association de l'Herpès Zoster auriculaire et de ses complications motrices avec le zona de la face et du cou.

Ier type ou herpes auriculaire

C'est la plus simple manifestation, caractérisée par la présence de vésicules zostériennes uniquement situées dans l'aire sensitive cutanée de Ramsay Hunt.

L'éruption a été précédée dans cette même zone par des douleurs qui souvent irradient vers la mastoïde. En général, elles sont aigues par suite du peu de tissu cellulaire sous-cutané, ce qui ne permet pas la distension de la peau enflammée ; parfois extrêmement violentes, à tel point que le tympan a été incisé à la suite d'erreur de diagnostic. La peau est rouge, quelquefois érysipélateuse ; vers le 3e ou 4e jour, les vésicules apparaissent. A cette phase, le canal auditif peut être comblé par œdème et suppuration des parois. Il en résulte une diminution de l'ouie d'origine mécanique. En une quinzaine de jours, les vésicules se dessèchent, se cicatrisent, l'œdème disparaît, les douleurs qui ont diminué après la période aigue peuvent persister intenses dans l'oreille, surtout chez les personnes âgées. On peut constater une diminution de sensations cutanées dans la zone éruptive.

Comparée aux autres localisations du zona, l'oreille est très rarement atteinte ; dans les statistiques de RAMSAY HUNT, il s'agit d'un nombre infime de fois. Mais il est probable que beaucoup passent inaperçus, soit que les phénomènes inflammatoires aient été peu intenses, soit que les vésicules peu nombreuses ou évoluant séparément n'aient pas été vues ou aient été prises lorsqu'elles étaient desséchées, pour un eczéma de l'oreille.

Un degré de plus, la douleur s'étend à tout le territoire du facial, comme dans le cas rapporté par JACQUET.

Jusqu'ici, nous ne constatons que la réaction du système sensitif du facial. Mais, à un degré de plus, nous avons :

IIe TYPE. — ZONA DE L'OREILLE AVEC PARALYSIE FACIALE.

Nous retrouvons ici une racine sensitive avec son ganglion cheminant au contact de la racine antérieure, le tout enveloppé d'un manchon fibreux et enfermé dans un canal osseux inextensible.

L'explication de la paralysie zostérienne des membres s'étend donc bien ici pour la paralysie faciale : soit par propagation de l'infection du ganglion à la racine antérieure par contact ; soit compression de la racine antérieure. Il faut ajouter que le ganglion est très variable de taille, allant du simple au double suivant les sujets ; cela peut avoir une certaine influence lorsqu'il est atteint d'œdème, la compression se trouvant plus ou moins vite réalisée.

L'éruption est encore localisée à la zone auriculaire ou quelquefois à la langue. Le plus souvent, le zona lingual, lorsqu'il existe, est relativement minime et accompagne le zona cutané. Les troubles sensoriels et sensitifs sont dus à l'atteinte des cellules du ganglion géniculé, d'où lésion de la corde du tympan, du lingual ou des nerfs pétreux. Les troubles sensitifs de la face ou de la région mastoïdienne qui peuvent se présenter ont été expliqués précédemment.

IIIe TYPE. — ZONA DE L'OREILLE AVEC PARALYSIE FACIALE ET TROUBLES AUDITIFS.

C'est le *syndrôme au complet du ganglion géniculé*, de M. SOUQUES, le *zona otitique total* de M. SICARD. C'est encore le résultat de propagation d'infection par suite de rapport de voisinage. Dans le canal auditif interne, cheminent de concert le nerf auditif, au-dessus, le nerf facial, entre les deux, dans dans une niche creusée le long de l'auditif, le nerf intermédiaire de WRISBERG. Le tout est entouré par une gaine commune. Au fond du canal, l'acoustique se divise, ses branches s'éloignent des deux autres nerfs. Ceux-ci pénètrent dans l'aqueduc de Fallope, et, immédiatement après leur entrée, se trouve le ganglion géniculé.

Ces dispositions anatomiques montrent que, lors d'inflammation zostérienne du ganglion géniculé, l'adjonction des troubles auditifs au type II de réaction ne peut donc pas s'expliquer par la compression du nerf acoustique.

La propagation de l'infection partant du nerf facial peut seule en rendre compte.

Il y a passage par contact à travers la gaine du ganglion et de celles du facial, d'une part, et de l'auditif, d'autre part.

On peut avancer un autre mécanisme plus satisfaisant. Le ganglion géniculé et, au-dessus de lui, le ganglion de

Scarpa et de Corti, forment une chaîne ganglionnaire. Bien que les cellules de ces derniers soient morphologiquement différentes de celles du géniculé, puisqu'elles conservent leur caractère bipolaire primitif, ces ganglions provenant de la gouttière neurale ont même origine que le géniculé et les ganglions spinaux. Ils peuvent être considérés comme analogues à ceux-ci et peuvent être atteints par l'inflammation zostérienne. On sait que le zona intercostal frappe ordinairement plusieurs ganglions superposés. Il peut en être de même aux étages supérieurs. Le syndrôme clinique du ganglion géniculé sera expliqué par l'atteinte simultanée des ganglions géniculé et auditif. Ramsay Hunt rapporte d'ailleurs deux autopsies, où des altérations à la suite de zonas céphaliques associés ont été constatées dans le facial sensitif, l'auditif, et les quatre premiers nerfs verticaux.

IV) Association de l'Herpès auriculaire et du Zona de la face et du cou.

On comprend la réunion des troubles moteurs donnés par chacun de ces zonas, projections cutanées superposées : tête, oreille et cou, des ganglions superposés : ganglion de Gasser, géniculé, ganglions cervicaux.

Nous avons signalé que différents auteurs rapportent des cas assez fréquents de paralysie faciale simple ou associée à des troubles auditifs sans herpès auriculaire, mais avec herpès Zoster des régions voisines.

Sur les 60 cas de paralysie faciale rapportés par Ramsay Hunt, il y a 32 cas où le Zoster est réparti dans la région occipito-cervicale, 12 cas dans l'oreille et le canal auditif, 12 sur la face, 3 avec association d'herpès facial et occipito-collaris. Ces cas rentrent dans le cadre de ce que Klippel et Aynaud désignaient sous le nom de Paralysies aberrantes.

Ramsay Hunt admet alors que la pathologie de l'herpès Zoster est telle que, dans une série de cas, l'inflammation est concentrée sur un des ganglions, les autres immédiatement au-dessus et au-dessous de ce foyer central peuvent aussi présenter des altérations et par suite des réactions, mais à un moindre degré. On expliquerait aussi de la même façon les cas dans lesquels l'éruption du Zoster couvre deux zones distinctes et séparées.

En réalité, il est difficile de comprendre comment une inflammation zostérienne du ganglion géniculé est trop légère pour ne pas donner sa réaction spécifique primitive, qui est la vésicule zonique, et est cependant assez intense pour se manifester par un trouble secondaire, rare ordinairement : trouble de la racine motrice.

D'ailleurs, on ne peut guère accepter un zona sans éruption, aussi bien pour le ganglion géniculé que pour les ganglions intercostaux.

Aussi, nous insisterons encore sur la nécessité d'un examen minutieux de l'oreille. Il ne faut pas laisser échapper une ou deux petites croutelles dans un repli, particulièrement dans la conque au fond du conduit auditif, reliquats de vésicules peu nombreuses et déjà desséchées lorsque les phénomènes parétiques ont disparu. On ne manquera pas non plus de rechercher, quoiqu'ils soient en général très légers et très réduits en surface, les troubles sensitifs : hypo ou hyperesthésie dans la zone cutanée du ganglion géniculé ou s'étendant au-delà. L'interrogatoire renseignera si des douleurs auriculaires ont existé. Elles sont en général constantes et représentent le premier phénomène, mais si elles ont été légères et n'ont duré que très peu de jours, le malade peut, lorsqu'il vient consulter, ne point songer à en parler.

C'est pourquoi Ramsay Hunt, M. Souques sont d'avis que certaines paralysies douloureuses d'origine obscure dépendent d'un zona auriculaire passé inaperçu, d'autant plus facile à méconnaître qu'il a été plus discret et plus réduit.

Il faut donc, dans le chapitre des paralysies faciales a frigore réserver une place étiologique au zona auriculaire.

PATHOGÉNIE DES PARALYSIES OCULAIRES

On ne peut faire intervenir ici que la propagation de l'infection. Ces paralysies sont toutes consécutives à un zona ophtalmique ; c'est le Ganglion de Gasser qui sera le point de départ de l'infection.

Il semble que celle-ci gagne les nerfs moteurs de l'œil par les anastomoses qui unissent, selon Valentin, l'ophtalmique et les oculo-moteurs. C'est la théorie émise par Fouchard, Coussot, Sulzer, expliquant déjà l'atrophie de la pupille par la propagation de la névrite des nerfs ciliaires, venant du nerf nasal et se faisant ensuite par le canal de Tiedmann.

Wildbrand et Saenger font remarquer que, dans le sinus caverneux, le moteur oculaire externe n'est pas éloigné de l'ophtalmique. Ce dernier, situé dans la paroi du sinus, croise les deux autres nerfs oculaires. La paroi fibreuse serait donc vectrice de l'inflammation ou de l'infection.

MM. H. Claude et Schaeffer pensent également dans leur cas à une théorie voisine ; la propagation s'est faite, selon eux, par les espaces sous-arachnoïdiens. Ils se basent surtout sur l'atteinte de ces multiples nerfs crâniens, ce qui semble indiquer un processus basilaire.

Quant aux nerfs de la musculature intrinsèque de l'œil, ils viennent de l'oculo-moteur commun par l'intermédiaire du ganglion ciliaire qui reçoit sa racine sensitive du nerf nasal, branche de l'ophtalmique. Dans la plupart des cas où il y a aussi des lésions cornéennes et iriennes, il y a aussi des vésicules dans le territoire du nasal externe. On pourrait donc admettre que le processus inflammatoire a gagné le ganglion ciliaire. C'est l'opinion de M. Galezowski.

Quant aux PARALYSIES DU PHARYNX ET DU LARYNX consécutives à un zona du glosso-pharyngien et du pneumogastrique, on en connaît trop peu de cas pour pouvoir être en mesure de donner une appréciation. RAMSAY HUNT explique l'absence apparente de paralysie laryngée zostérienne par la théorie suivante : Les fibres motrices du nerf accessoire destinées au larynx entrent dans le vague sous le ganglion jugulaire comme une série descendante de petites branches. Elles ne pourront donc pas être comprimées par le ganglion enflammé ou gagnées par l'infection de ce ganglion.

En résumé, la théorie de la polyomyélite postérieure aigüe avec ses conséquences de voisinage est satisfaisante pour les nerfs sensitifs crâniens. On comprendra facilement aussi la paralysie des masticateurs par suite des rapports du ganglion de Gasser avec la racine motrice du trijumeau. Nous n'insisterons pas davantage sur ces cas, vu leur rareté.

Nous avons vu que les paralysies céphaliques, en particulier la localisation faciale, étaient plus fréquentes que les paralysies des membres. Pour RAMSAY HUNT, cette différence est due — en tenant compte, naturellement, de la fréquence de l'éruption en l'un et l'autre endroit — à une différence de structure du ganglion sensitif. Au niveau des ganglions crâniens, le tissu conjonctif est peu épais, la capsule peu résistance ; l'infection (si l'on admet la théorie pathogénique infectieuse), peut diffuser plus facilement vers le nerf moteur. Au niveau des membres, nous avons indiqué, selon RAMSAY HUNT, au contraire, l'épaisseur de la périphérie ganglionnaire, ce qui constitue une surface de barrage à l'infection et, par suite, fait comprendre le petit nombre de troubles moteurs consécutifs.

ZONA INTERCOSTAL

ABSENCE DE PARALYSIES

La théorie que nous avons rapportée au sujet de l'apparition des troubles moteurs zostériens paraît être mise en défaut par le zona intercostal. De toutes les localisations zostériennes, le zona intercostal est la plus fréquente. Or, on ne connaît pas de paralysie thoracique consécutive.

D'autre part, les racines motrices et sensitives, celles-ci ganglionnaires, présentent le type schématique de la base anatomique sur laquelle a été édifiée la théorie (soit de propagation infectieuse, soit de compression), pour expliquer les troubles moteurs zostériens. L'absence de paralysies intercostales zostériennes semble donc infirmer complètement la valeur de cette conception.

Avec M. Souques, nous pensons que l'absence de constatation de paralysie consécutive à un zona intercostal ne vient pas de ce qu'il n'existe pas, mais résulte plutôt de la difficulté, sinon de l'impossibilité à la déceler.

A) *La fonction des muscles intercostaux est mal définie et d'ailleurs, réduite.*

Alors que des moyens d'investigation identiques ont été employés, les résultats obtenus ont été souvent coutradictoires. Beau et Maissiat affirment que les muscles intercostaux sont tous expirateurs. Duchenne de Boulogne admet qu'ils sont inspirateurs. Il constate d'aillenrs que le seul muscle respiratoire d'importance primordiale est le diaphragme ; lorsqu'il est paralysé, la respiration subsiste par suite des intercostaux, mais elle est difficile, la vie est mise en danger à la moindre affection bronchique, alors que les malades dont tous les muscles intercostaux et surcostaux sont atrophiés n'éprouvent pas de troubles considérables si le diaphragme est conservé.

Le rôle respiratoire actif des intercostaux paraît donc assez réduit. Ils maintiennent également par leur tonicité l'expansion thoracique, selon DUCHENNE, c'est peut-être leur seule action véritable. Il semble qu'il faille s'arrêter à la conclusion de POIRIER : L'étude philogénique des intercostaux, la tendance de leurs éléments contractiles à être remplacés par du tissu fibreux, nous montrent de façon nette que ce sont des organes en voie de régression dont l'importance physiologique nous échappe. Il s'ensuit qu'avec un rôle si peu important à l'état normal, il sera difficile de déceler cliniquement un trouble de leur fonction.

D'ailleurs, au cours d'un zona, s'il y a paralysie et, le plus souvent, parésie, elle n'existera que sur 2 ou 3 muscles en général correspondant aux territoires envahis par le zona et d'un seul côté ; le reste des intercostaux, les autres muscles thoraciques et le diaphragme compenseront facilement ce déficit. Dans le cas d'un zona étendu, il y aurait suppléance également.

B) *On ne peut que difficilement interroger ces muscles cliniquement, électriquement.*

1) DUCHENNE de BOULOGNE procède à ses expériences électro-physiologiques chez des malades atteints d'atrophie musculaire de la ceinture scapulo-thoracique et même d'atrophie des intercostaux dans un cas. Il s'agit de sujets amaigris, dont les intercostaux sont facilement accessibles, placés directement sous la peau.

Et cependant :

Il n'arrive à électriser chaque muscle qu'en prenant certaines précautions, mais il est impossible de faradiser l'intercostal interne isolément par l'intermédiaire de son nerf. Il ne peut être séparé de l'intercostal externe, et, d'autre part, l'excitation du nerf intercostal est tellement sensible qu'elle ne peut être supportée. MARCELLIN DUVAL a répété les expériences de Duchenne de Boulogne, sur des muscles intercostaux dénudés.

Il n'est pas rapporté de cas d'expérimentation chez l'homme normal.

Nous avons demandé à M. Duhem d'essayer d'obtenir la contraction électrique de ces muscles. Les résultats ont été négatifs, tout en respectant les points d'excitation donnés par Duchenne. Un courant trop faible n'a aucune influence visible ; on augmente, mais dès que la contraction apparaît, elle est diffusée sur plusieurs espaces et sur les surcostaux voisins ; en plus, elle est douloureuse. Donc, si une paralysie zostérienne existe, et, à priori, il semble qu'elle doive exister, pour les raisons données au début, elle demeurera silencieuse, et, comme il est difficile de l'extérioriser en quelque sorte électriquement, ce trouble moteur passera inaperçu.

L'absence de paralysie intercostale au cours d'un zona serait donc plus apparente que réelle.

CONCLUSIONS

I. — Les troubles moteurs zostériens sont des complications de la fièvre Zoster.

Ces complications, d'ailleurs rares, consistent en paralysies.

Elles peuvent survenir à la suite de toute localisation de zona. Cependant, on note l'absence de paralysie zostérienne au niveau des muscles intercostaux. Cette anomalie, étrange en comparaison de la fréquence de l'éruption zostérienne à ce niveau, est peut-être plus apparente que réelle, par suite de la quasi-impossibilité clinique à constater la paralysie d'un muscle intercostal.

La paralysie faciale est la plus fréquente des troubles moteurs zostériens. Elle dépend toujours d'un herpès Zoster dont les vésicules sont contenues dans la conque de l'oreille, dans le territoire cutané dépendant du ganglion géniculé (zone sensitive géniculée, zone auriculaire de Ramsay Hunt). Il peut y avoir aussi un zona trigémellaire, un zona cervical ou cervico-occipital, mais il ne s'agit que de coexistence. L'herpès otitique est seul l'élément causal de la paralysie faciale.

A la paralysie faciale, se trouvent souvent associés des troubles auditifs.

Viennent ensuite, dans l'ordre de fréquence, les paralysies oculaires, puis les paralysies au niveau du membre supérieur.

II. — En plus de l'atteinte de la motricité, il y a des troubles des réflexes, troubles des réactions électriques et parfois atrophie musculaire. Tous ces troubles se terminent par la guérison ; cependant, leur pronostic doit comporter quelques réserves, notamment au sujet de leur durée, qui est en général de plusieurs mois.

Mais le caractère clinique primordial est qu'il s'agit de *paralysies d'ordre radiculaire*, comme l'est le zona éruption.

D'autre part, ce sont les deux racines : l'antérieure et la postérieure du même nerf, qui sont touchées, l'une dans ses fibres motrices, l'autre dans son territoire sensitif cutané ; autrement dit, *le territoire de la paralysie se superpose exactement au territoire de l'éruption.*

IV. — Cette constatation fait établir une pathogénie qui trouve sa plus grande simplicité pour les troubles moteurs du membre supérieur.

On sait que la lésion primitive du zona siège dans le ganglion rachidien, avec propagation dans la racine postérieure. Or, au contact du ganglion ou très proche de lui, chemine la racine antérieure. Ces segments nerveux se sont rapprochés pour passer dans le canal de conjugaison.

On peut donc concevoir la propagation secondaire de l'infection à la racine antérieure et lésion de celle-ci. Ou bien, il s'agit de paralysie ischémique à la suite de compression de cette même racine par le ganglion enflammé, augmenté de volume, contre la paroi osseuse du canal de conjugaison.

La théorie infectieuse semble préférable à la théorie mécanique.

V. — Cette explication du mode de formation des paralysies zostériennes est également satisfaisante pour les paralysies céphaliques.

Le nerf facial possède en effet deux racines : une antérieure qui se continue par le nerf facial classique, nerf moteur qui englobait classiquement toutes les descriptions de la VIIe paire. Mais il possède également un système postérieur sensitif composé d'une racine : le nerf intermédiaire de WRISBERG, un ganglion sensitif : le ganglion géniculé, et une partie d'innervation périphérique : la corde du tympan, le nerf lingual, probablement les nerfs pétreux, et comprenant aussi un champ cutané au niveau du pavillon de l'oreille (zone sensitive du ganglion géniculé, zone auriculaire de RAMSAY HUNT). Ce fait est nettement établi depuis les recherches de CUSHING, SHERRINGTON, et les travaux de RAMSAY HUNT.

C'est sur ce territoire cutané qu'apparaîtront les vésicules de zona dont l'infection aura touché le ganglion sensitif géniculé :

1) Herpès otitique ;

2) A un degré plus avancé, l'herpès otitique se compliquera de paralysie faciale ;

3) A un stade plus marqué, il y aura, à la suite d'un herpès otitique, répercussion à la fois sur le nerf facial et sur le nerf auditif, logés tous deux dans le canal osseux de Fallope.

Herpès otitique, paralysie faciale, troubles auditifs réunis constituent le *syndrôme géniculé* (RAMSAY HUNT, M. SOUQUES).

VI. — Comme le zona a coutume de frapper non pas un seul, mais une chaîne de ganglions superposés, on comprend l'association de paralysies céphaliques consécutives à des zonas céphaliques différents.

VII. — Cette paralysie faciale zostérienne, à type périphérique, rentrait jusqu'ici dans le cadre des paralysies faciales a frigore, d'autant plus que les éléments zostériens, parfois peu nombreux, et les troubles de la sensibilité objective infimes dans un espace aussi limité que l'est la zone auriculaire de RAMSAY HUNT, passent souvent inaperçus, si on ne les recherche systématiquement.

On doit donc, parmi les causes de la paralysie faciale périphérique, donner place au zona auriculaire.

OBSERVATIONS

Dans le chapitre qui va suivre, nous avons réuni 14 observations. Ce sont celles que nous avons trouvé publiées durant ces dernières années, en tous cas postérieures aux dernières thèses ayant rapport aux différents troubles moteurs zostériens (DOUCET-CHAMPION).

Nous éviterons ainsi les redites, pour les observations antérieures que nous avons citées au cours de notre exposition.

D'autre part, ces dernières publiées insistent sur les rapports des troubles moteurs et de l'éruption et éclairent la définition des troubles moteurs consécutifs au zona que nous avons rapportée au début.

Elles ont été l'objet de discussions, au sujet de leur pathogénie, à la Société de Neurologie et à la Société Médicale. Nous avons cru bon également de rapporter les quelques cas de paralysie du pharynx zostérienne signalés par RAMSAY HUNT. Enfin, nous devons à l'extrême amabilité de M. LHERMITTE une observation inédite du plus grand intérêt.

A. — PARALYSIES DU MEMBRE SUPÉRIEUR

Zona et paralysie radiculaire du membre supérieur, MM. SOUQUES, E. BAUDOUIN et LANTUÉJOUL. (Soc. Neur. 7 mai 1914.— Nouv. Iconographie de la Salpêtrière 1914).

OBS. — Antécédents. — I. Antécédents héréditaires. — Père, mort à 50 ans, de pleurésie (?) ; mère, morte vers l'âge de 50 ans, de cause inconnue ; un grand-père mort à 77 ans d'accident. Pas de frère ni de sœur.

II. Antécédents personnels. — Il a fait 7 ans de service militaire en France. Pas de blennorragie ni de syphilis ; il n'a jamais été malade. Il a vu un médecin pour la première fois à la fin de 1912 : il avait été pris à cette époque d'une sorte de faiblesse dans les membres inférieurs, le médecin le fait transporter à Bicêtre. La faiblesse dans les jambes ne persiste que quelques jours. Depuis son entrée, il a toujours été bien portant. Il est marié ; sa femme a 70 ans et est bien portante. Il a deux enfants âgés de 42 ans et de 39 ans, l'un et l'autre bien portants.

Histoire de la maladie. — Le 10 mars 1914, il se sent un peu fatigué. En même temps, le membre supérieur gauche lui semble un peu lourd et maladroit. Pas de douleurs vraies. Au bout de deux ou trois jours, apparition d'une éruption sur le membre supérieur gauche. Il vient à la consultation et entre à l'infirmerie le 13 mars 1914, présentant un zona du membre supérieur gauche.

Examen actuel (20 mars 1914). — L'éruption est localisée au membre supérieur gauche. Pas de vésicules aberrantes. Elle siège de haut en bas.

I. Au niveau du bras, sur le bord postéro-interne jusqu'à une distance de 6 centimètres de l'aisselle.

Un petit groupe de deux ou trois vésicules siège sur la face postérieure de la moitié supérieure du bras. L'éruption occupe en outre toute la face postérieure du bras sur une hauteur de 8 centimètres, comptés à partir de la ligne épitrochléo-épicondylienne.

II. Au niveau du coude, elle siège sur la moitié externe de la face postérieure. Quelques éléments empiètent sur la face antérieure, occupant le tiers externe de cette face antérieure sur une hauteur de 2 centimètres au-dessus du pli du coude et de 4 centimètres au-dessous.

III. Au niveau de l'avant-bras, elle siège avant tout sur la face postérieure, occupant dans le tiers supérieur la partie externe, et, dans les deux tiers inférieurs, toute la face postérieure.

IV. Au niveau du poignet, l'éruption occupe toute la face postérieure. Elle empiète sur la face antérieure, prenant le tiers externe de cette face.

V. Au niveau de la main, l'éruption descend jusqu'à 3 centimètres au-dessous de la ligne bistyloïdienne sur le dos de la main.

Dans la paume de la main, on trouve des éléments siégeant : sur l'éminence thénar en pleine paume ; sur la face antérieure de la première phalange du pouce, de l'index, du médius, de l'annulaire, des deux premières phalanges du petit doigt.

Cette localisation est nettement visible sur les schémas. Sur la photographie, seuls les éléments éruptifs en pleine activité sont visibles ; aussi l'éruption n'est-elle pas reproduite dans son entier.

L'éruption du zona a suivi, comme aspect, son évolution habituelle et laissé à sa place de petites cicatrices arrondies, pigmentées en rouge brun.

Troubles moteurs. — Tous les mouvements actifs du poignet et du coude semblent normaux comme étendue. La main gauche est habituellement dans la position suivante : flexion légère des quatre derniers doigts dans la paume, première phalange du pouce en légère flexion alors que la deuxième phalange est en extension. Tous les mouvements actifs des doigts sont difficiles, lents, limités : l'extension complète des quatre derniers doigts est également impossible, leur flexion est possible mais se fait très incomplètement. Leurs mouvements d'abduction et d'adduction sont particulièrement limités. Le malade dit avec la plus grande netteté que ces troubles dans la mobilité de sa main gauche sont apparus en même temps que le zona et qu'ils n'existaient certainement pas avant cette éruption. Les mouvements actifs de l'épaule sont lents et d'étendue limitée : le malade n'arrive que péniblement à mettre la main sur la tête, et ne peut élever son bras à la verticale. Il existe dans l'articulation de l'épaule une raideur qui arrête les mouvements et diminue leur amplitude. De plus, le malade se plaint d'une légère douleur dans l'articulation quand les mouvements dépassent une certaine étendue.

Passivement, tous les mouvements sont possibles à la main comme au poignet et au coude. A l'épaule, on ne dépasse guère l'étendue des mouvements actifs. On perçoit des craquements dans l'articulation scapulo-humérale et le malade accuse une certaine douleur, en même temps que l'on constate la présence d'une résistance difficile à vaincre. On n'arrive pas à mettre le bras dans une position verticale. Les mouvements de l'épaule droite sont, eux aussi, limités dans leur étendue, mais le malade dit souffrir davantage de l'épaule gauche que de l'épaule droite. Ces douleurs légères, ces troubles moteurs au niveau des deux épaules sont antérieurs au zona et remontent, au dire du malade, à environ deux ans. Ils relèvent d'une arthrite ancienne ankylosante.

La force musculaire est un peu diminuée à gauche pour les mouvements de flexion de l'avant-bras sur le bras, d'abduction du bras mais non d'adduction. Elle est très diminuée pour l'extension de l'avant-bras sur le bras, pour la flexion et l'extension du poignet; très diminuée à la main, au dynamomètre on constate 20 à droite et à gauche 3. Le malade est, il est vrai, droitier, mais il a constaté lui-même combien sa main gauche avait perdu de force depuis l'apparition du zona.

Membres inférieurs. — La démarche est normale, la force est intacte.

Troubles sensitifs. — *Sensibilité subjective* : Jamais de douleurs proprement dites dans le membre supérieur gauche depuis l'apparition du zona. Le malade se plaint simplement d'une sensation de lourdeur, de pesanteur qui persiste encore actuellement, et d'un prurit accentué sur tout le territoire du zona.

Sensibilité objective : Au niveau du membre supérieur gauche, la sensation de contact au pinceau, de même que la localisation de cette sensation existent, mais elles sont moins fixes que du côté opposé. La douleur est normalement perçue partout, sauf au niveau du membre supérieur gauche.

A ce niveau, il n'y a pas d'analgésie véritable, mais une zone d'hypoalgésie occupant : la face postérieure du bras et de l'avant-bras, toute la main et les doigts. La face antérieure du bras semble sentir la piqûre aussi bien que du côté opposé. En tous cas, la différence de sensation est très minime. Cette hypoalgésie est surtout marquée à la main et aux doigts. Elle prédomine sur le bord cubital de la main et sur les deux derniers doigts.

La sensibilité thermique paraît presque normale. Elle est très peu diminuée. La sensibilité à la pression, au diapason, sont légèrement diminuées dans le territoire siège de l'hypoalgésie. Le sens des attitudes est également altéré au niveau des derniers doigts.

Ce sens paraît à peu près normal aux autres doigts et au poignet. Enfin, le sens stéréognostique est altéré.

Réflexes :	*gauche* :	*droit* :
rotuliens	vif	vif.
achilléens	nul	existe.
tricipitaux	inversé	existe.
radiaux	vif	vif.
crémastériens	existe	existe.
abdominaux	existent	existent.
plantaires	en flexion	en flexion.

Pas de réflexes de défense, pas de clonus du pied.

Troubles trophiques. — Pas de troubles trophiques en dehors de l'amyotrophie difficile à apprécier, du reste, dans les muscles paralysés.

Pas de troubles vasomoteurs.

Sphincters. — Le jet d'urine est peu puissant. Rien d'autre à noter.

Organes des sens. — *Œil* : Les pupilles sont régulières mais inégales ; la pupille gauche est plus large. Le réflexe à la lumière, le réflexe consensuel, l'accomodo-convergence, sont normaux. Pas de nystagmus. L'acuité visuelle, mesurée à l'échelle de Wecker, = 2/3, l'œil gauche étant un peu plus faible que le droit.

L'ouïe est bonne, égale des deux côtés.

Le pouls est tendu, les artères dures. On compte 68 pulsations à la minute. La tension, prise au Pachon, est de 24-25 maxima, 9-10 minima.

Du côté du cœur, du poumon, du foie, il n'y a rien à noter. Les urines ne contiennent pas d'albumine.

La *ponction lombaire* montre la preuve d'une légère hypertension. Le liquide est clair, contient 0 gr. 80 d'albumine, 18 lymphocytes par millimètre cube, à la cellule de Nageotte. Après centrifugation et coloration du culot, on constate la présence d'une très grande lymphocytose et l'existence de quelques rares moyens mononucléaires.

Le *Wassermann* pratiqué dans le sang, le 3 avril, fut négatif. Une radiographie des mains et des poignets faite à la Salpêtrière, le 31 mars 1914, a montré l'absence complète de troubles trophiques osseux.

5 mai 1914. — L'éruption n'a laissé que des cicatrices pigmentées. Les troubles moteurs ont persisté ; ils sont exactement superposables à ceux primitivement observés ; ils semblent cependant s'être un peu accentués, surtout au niveau de la main. Ainsi, au dynamomètre, on a : 0 à gauche, pour 18 à 20 à droite.

Troubles sensitifs. — *Sensibilité subjective* : Mêmes phénomènes. Jamais de grandes douleurs, simplement de la pesanteur, de la lourdeur du bras. Le prurit persiste.

Sensibilité objective : Même zone d'hypoesthésie à tous les modes.

Il semble bien cependant que la face antérieure du bras gauche soit moins sensible à la piqûre que la face antérieure du bras droit, sauf sur le bord interne.

Réflexes : Mêmes résultats que précédemment.

Troubles trophiques : Atrophie visible des muscles de l'avant-bras.

Troubles vasomoteurs : Très accentués. Depuis environ trois semaines, on constate au niveau de la main gauche un œdème léger le matin, s'accentuant dans le courant de la journée. Cet œdème siège au niveau de la main : doigts, paume, dos de la main et empiète sur le tiers inférieur de l'avant-bras. La main est légèrement rosée, violacée. Enfin, le malade dit éprouver une sensation de froid très accentuée au niveau de la main et surtout des doigts. On ne la constate pas objectivement.

Examen électrique. — Pratiqué par M. Duhem.

27 mars 1914. — Quinze jours après l'apparition du zona, le malade présente :

1° Une diminution notable de l'excitabilité faradique portant sur les muscles triceps, radiaux, extenseurs communs des doigts, long et court extenseurs du pouce.

Les muscles du groupe d'Erb sont normaux et les fléchisseurs des doigts ne présentent pas de modifications appréciables ;

2° Hypoexcitabilité galvanique sur le triceps, sans secousse lente ni inversion.

Hyperexcitabilité galvanique sur les muscles extenseurs de l'avant-bras, ainsi que sur les muscles de l'éminence thénar et hypothénar.

Pas de secousse lente ni d'inversion polaire.

15 mai 1914. — Deux mois après le début du zona : l'hypo-

excitabilité faradique s'accuse sur le triceps, les extenseurs communs, l'extenseur propre de l'index, le long extenseur du pouce, les radiaux et le muscle cubital, tandis que l'hyperexcitabilité galvanique s'accuse également sur les mêmes muscles, sauf sur le triceps, où l'hypoexcitabilité galvanique s'accentue ; on constate une ébauche de réaction lente sur ces muscles, ainsi que sur ceux de l'éminence thénar, avec inversion de la formule polaire ; les fléchisseurs des doigts présentent un certain degré d'hypoexcitabilité faradique et galvanique, avec tendance à la lenteur de la secousse sans inversion.

Distribution radiculaire de la paralysie zostérienne du membre supérieur, par M. Souques et Mlle Labeaume. (Soc. de Neur., 4 mars 1915 ; Revue Neur., mai-juin 1915).

Malade âgé de 70 ans, menuisier, entré le 28 décembre 1914 à l'infirmerie. Le malade se comportant dans la salle comme un dément, il est impossible de tenir compte des renseignements qu'il fournit.

On est frappé par une éruption zostérienne du membre supérieur droit. Les infirmiers, les voisins du malade ne peuvent fournir aucun renseignement sur le début de cette éruption. La paralysie qui l'accompagne aurait débuté trois jours avant son admission à l'infirmerie, soit le 25 décembre ; auparavant, il mangeait et s'habillait bien ; depuis trois jours, il ne peut plus se servir de son membre supérieur droit. En interrogeant le malade, on apprend qu'il a été pris tout d'un coup, une nuit, d'une vive douleur dans le membre, qui s'est ensuite paralysé. En même temps, il aurait remarqué au-dessus du poignet des centaines de petits boutons qui auraient ensuite envahi le bras. Or, les voisins affirment que la paralysie date de trois jours. L'éruption est plus ancienne, puisqu'elle est au stade croûtelleux.

Examen du 30 décembre 1914. — Le membre supérieur est couvert de croûtes très nombreuses. Elles envahissent la face postérieure et postéro-externe du bras, la face antéro-externe et antérieure de l'avant-bras ; en haut, elles ne dépassent pas l'épine de l'omoplate et l'acromion ; en bas, elles descendent jusqu'à deux travers de doigts au-dessus du poignet. Ce sont des croûtelles brunâtres très nombreuses, tantôt très petites, isolées, tantôt confluentes, formant une croûte plus étendue qui tombe en laissant une cicatrice rose, sur laquelle on peut voir un pointillé rose plus foncé. Entre les cicatrices, la peau a une teinte rose érythémateuse.

Troubles moteurs du membre supérieur : Il ne peut soulever le membre supérieur droit, il l'écarte à peine de 10 centimètres du corps, il peut à peine le porter en avant et en arrière. Il fléchit l'avant-bras sur le bras, mais avec beaucoup de peine et il ne peut résister quand on veut l'étendre, pendant ce mouvement, on voit s'ébaucher la corde du long supinateur, mais sans force. Il étend l'avant-bras et résiste lorsqu'on veut le fléchir, mais beaucoup moins que du côté sain. Il redresse la main ; la force de résistance paraît diminuée, la pronation de la main se fait brève, la supination est impossible. Les mouvements d'extension, de flexion, de latéralité des doigts sont bien conservés. Il oppose facilement le pouce à tous les autres doigts. Au dynamomètre, on obtient : 15 à gauche, 5 à droite. Il n'y a rien d'anormal au membre supérieur gauche ni aux membres inférieurs, ni à la face.

Tous les réflexes sont normaux, sauf le réflexe radial du côté droit qui est aboli. Cette abolition s'accompagne d'inversion. En effet, la percussion du radius provoque la flexion des doigts dans la paume.

Troubles sensitifs : Le malade se plaint de douleurs dans l'épaule, le bras et l'avant-bras droits,il dit qu'elles sont continuelles. Il n'y a pas d'anesthésie notable, mais il est difficile de l'apprécier étant donné l'état mental du malade.

Pas de troubles oculaires, les pupilles sont égales, régulières, sans myosis, et réagissent normalement, pas de diminution de la fente palpébrale ni d'énophtalmie. L'état général est satisfaisant. Cependant, le 28 décembre, la température s'élève à 40° et s'accompagne d'état de la langue saburral, d'anorexie, en partie dus à une forte bronchite. La température baisse progressivement et atteint la normale le 3 janvier 1915.

Une ponction lombaire faite le 29 décembre montre un liquide clair sans hypertension, sans lymphocytose, sans hyperalbumine.

L'examen électrique, du à l'obligeance de M. HUET et fait le 30 janvier 1915, montre qu'il y a : D. R. localisée au territoire radiculaire supérieur. Cette D. R. est fortement prononcée sur le deltoïde et le sous-épineux (faradique extrêmement diminué, sinon aboli ; galvanique diminué avec secousses lentes et inversion). Il y a D. R. seulement partielle sur le biceps, le brachial antérieur et le long supinateur (faradique conservé, mais diminué, galvanique diminué, contractions lentes et inversion). Pas de D. R. sur le territoire radiculaire intérieur, sur le radial, au bras et à l'avant-bras (sauf pour le long supinateur), sur le médian et le cubital. Pas de D. R. sur le grand pectoral, le grand dorsal, le trapèze et le rhomboide.

Paralysie zostérienne d'origine radiculaire, par M. SOUQUES et Mlle HENRY (Société de Neur., 4 novembre 1918 ; R. N., novembre-décembre 1918).

La malade s'est présentée à nous en septembre dernier, se plaignant de vives douleurs le long du membre supérieur gauche et d'œdème au niveau de la main, troubles consécutifs à un zona dont les éléments éruptifs étaient apparus en juillet. Quoique estompés, ces éléments étaient encore visibles et se trouvaient disséminés en bouquets tout le long du membre supérieur gauche, dans la région sus-épineuse, à la face externe du bras (respectant le moignon de l'épaule), à la face antérieure de l'avant-bras (respectant complètement le bord cubital et la face postérieure), enfin, sur l'éminence thénar et la face postérieure du pouce et des premiers doigts.

Au point de vue moteur, la malade ne se plaignait que de fermer difficilement et incomplètement la main. L'examen montre que la parésie était beaucoup plus étendue : l'élévation du bras gauche se faisait avec le bras légèrement fléchi et incliné en avant, l'extension du coude était incomplète ainsi que celle du poignet ; quant à la flexion du poignet, elle n'était qu'ébauchée ; les doigts s'étendaient incomplètement et se fléchissaient à demie (dynamomètre = 0), l'abduction des doigts était normale. L'opposition du pouce aux autres doigts très difficile surtout pour le cinquième. La force segmentaire était très diminuée. Il y avait une atrophie d'un centimètre pour le bras et l'avant-bras. Le réflexe tricipal était conservé, le radial inversé, le cubito-pronateur aboli et tous les autres réflexes normaux.

Au point de vue de la sensibilité, la malade accusait des douleurs lancinantes au niveau de l'épaule, du coude et surtout du poignet, pas de troubles de la sensibilité objective au toucher, à la piqûre, à la température, aucun trouble du sens des attitudes ni du sens stéréognostique. Les pupilles étaient égales, régulières, réagissant normalement ; pas d'énophtalmie ni de diminution de fente palpébrale. L'examen électrique montre une hypoexcitabilité faradique et galvanique du biceps et du brachial antérieur avec lenteur de la secousse, donc D. R. partielle, une hypoexcitabilité légère du deltoïde et du sous-épineux, des fléchisseurs des deux premiers doigts et des muscles thénariens.

B. — PARALYSIES FACIALES

Zona de l'oreille avec paralysie faciale, par MM. Dejerine, Tinel, Heuyer (Soc. de Neur., 7 mars 1912).

Mme F..., 48 ans, est envoyée par M. le Dr Montais à la consultation du Professeur Dejerine, pour paralysie faciale avec zona de l'oreille. Rien à signaler dans les antécédents héréditaires et personnels de la malade, si ce n'est une éruption de plaques rouges survenues à la figure il y a dix ans et qui paraît suspecte de syphilis. Elle a cependant quatre enfants vivants, bien portants et n'a pas fait de fausse-couche.

C'est le 11 janvier 1912 qu'elle a été prise de paralysie faciale. Brusquement, à midi, en déjeunant, elle s'est aperçue que sa figure était toute déviée à gauche et qu'elle ne pouvait plus fermer l'œil droit. Elle n'avait éprouvé ni maux de gorge, ni céphalée, ni fièvre, ni bourdonnements d'oreille. Elle ne souffrait aucunement. Mais, déjà à ce déjeuner, elle a remarqué qu'elle ne sentait pas le goût des aliments du côté droit. Les aliments lui paraissaient amers. La nuit suivante seulement, elle a commencé à éprouver des douleurs vives au niveau de l'oreille ; les douleurs ont persisté pendant plusieurs jours. Dès le lendemain, la malade a constaté qu'elle entendait beaucoup moins bien de l'oreille droite. Tous les bruits lui paraissaient assourdis. Mais elle n'a ni vertiges, ni bourdonnements d'oreille. Le lendemain, 13 janvier, elle a eu de la fièvre, mais elle attribue cette fièvre à une forte bronchite contractée la veille en allant à une consultation d'un hôpital. La fièvre aurait duré ainsi plusieurs jours, avec un peu de toux et d'expectoration. Le 15 janvier, 5e jour, les vésicules de zona ont commencé à apparaître sur le pavillon de l'oreille. Elles ont duré plusieurs jours, puis se sont flétries. Les douleurs avaient diminué et presque disparu après l'apparition des vésicules.

Actuellement, on constate une paralysie faciale classique à type périphérique totale, avec impossibilité de l'occlusion de l'œil droit et signe de Ch. Bell, avec déviation de la bouche, des plis du visage et même une déviation très sensible de la luette du côté sain. La langue ne paraît pas déviée. L'examen électrique montre une D. R. totale dans les trois branches du facial. Il n'existe aucune douleur, aucun trouble vaso-moteur. La sensibilité gustative est toujours troublée sur la partie droite de la langue et en avant du V lingual. L'hypoacousie a disparu.

Les vésicules du zona sont cicatrisées ; mais l'on peut très nettement constater leurs traces sur tout le pavillon de l'oreille, trois vésicules sur le lobule, deux sur la partie postérieure de l'hélix, trois sur la partie antérieure, deux sur l'anthélix et un nombre considérable de petites vésicules sur toute la conque, qui apparaît encore rouge et boursoufflée. Enfin, il existe une vésicule aberrante au-dessous du lobule de l'oreille. A ces cicatrices du zona, se joignent des troubles intéressant la sensibilité. Il existe d'abord un anesthésie à peu près complète du méat et du conduit auditif externe et toute la conque et de toute la partie voisine de l'anthélix au niveau du lobule, de l'hélix et de la partie supérieure de l'anthélix, la sensibilité existe, mais très diminuée.

Il existe ensuite sur le cuir chevelu, en arrière de l'oreille et de toute la zone correspondant à la branche auriculaire postérieure, une hypoesthésie très marquée.

Enfin, sur la face, on constate l'existence d'une légère hypoesthésie qui va en diminuant à partir de l'oreille, mais se reconnaît cependant jusqu'au voisinage de la ligne médiane.

Zona cervical et paralysie faciale, par M. Souques (Rev. Neur., 7 mai 1914). — Obs. I.

Mme G..., 53 ans, présente depuis 4 ans une parésie spasmodique avec exagération des réflexes tendineux et signe de Babinski bilatéral, consécutivement à une fièvre typhoïde. Au début de novembre 1913, elle éprouve des bruits intenses sans vertige dans l'oreille droite (qui ont cessé peu après l'éruption du zona), accompagnés de douleurs intra-auriculaires avec irradiations en arrière et au-dessus de l'oreille dans la région pariétale, douleurs très vives et lancinantes qui l'empêchent de dormir. Il y avait en même temps inappétence, langue sale et fièvre légère.

Trois jours après, les douleurs persistant, apparut un zona à la fois occipito-cervical et auriculaire du côté droit, occupant le territoire des IIe et IIIe racines cervicales et le pavillon de l'oreille (face interne, face externe, hélix, anthélix, lobule et conque). Le pavillon est rouge, gonflé, douloureux, et l'orifice externe du conduit auditif rétréci par le gonflement. La face antérieure et postérieure du cou, du côté droit, présente des vésicules qui dépassent un peu la ligne médiane en avant et en arrière, atteignent le cuir chevelu et se perdent (dans les cheveux, où leur limitation est difficile à apprécier. En outre, ce zona empiète sur le visage (région pré et sous-auriculaire), et on voit deux vésicules aberrantes sur la lèvre inférieure.

Douze jours après ce début, apparaît une paralysie faciale droite, totale et complète. Le 25 novembre, l'éruption en voie de dessiccation, dont les marques sont cependant encore visibles, occupe les zones ci-dessus indiquées. Les douleurs persistent très vives dans et autour de l'oreille. Les bruits auditifs n'existent plus, mais il y a diminution notable de l'acuité auditive du côté droit. Il est vrai d'ajouter qu'il y avait hypoacousie de date ancienne, remontant à une dizaine d'années. Seuls les bruits auriculaires sont récents et ont coïncidé avec le début de l'infection actuelle. L'exploration de la sensibilité objective auriculaire ou péri-auriculaire ne révèle aucun trouble. Le goût n'a pas été exploré méthodiquement, mais la malade, interrogée, disait n'éprouver aucun trouble de ce côté.

La paralysie faciale droite est complète et totale. Le sourcilier et le frontal ne se contractent pas du tout de ce côté, et l'œil droit reste ouvert quand on dit à la malade de fermer les yeux. Du côté du facial inférieur, la paralysie est généralement complète et totale, avec épiphora, impossibilité de rire et de souffler de ce côté, dans l'expiration normale, l'air soulevant la joue comme un voile inerte.

Le 16 décembre, les douleurs auriculaires et rétro-auriculaires ont beaucoup diminué. L'examen électrique, pratiqué par M. Duhem, montre une diminution assez considérable de l'excitabilité faradique, accusée surtout sur le muscle frontal. Il y a augmentation très nette de l'excitabilité galvanique, mais sans secousse lente ni inversion de la formule polaire, l'hyperexcitabilité portant sur tous les muscles innervés par le facial. Le nerf facial lui-même réagit au courant galvanique, sa réaction faradique est difficile à constater à cause de la contraction en masse des muscles masticateurs, mais elle existe incontestablement.

Au 8 janvier 1914, l'état électrique est le suivant : l'hypoexcitabilité faradique a diminué : il y a contraction nette des muscles à 6 centimètres d'écartement de la bobine. L'hyperexcitabilité galvanique a diminué également et tend à revenir à la normale, l'écart est cependant encore sensible. Avec cette amélioration de l'excitabilité électrique, coïncide une légère amélioration de la motilité volontaire.

Au 14 mars, on note une amélioration notable de la paralysie faciale. Au point de vue électrique : excitabilité faradique presque normale sur tous les muscles, sauf sur le frontal et l'orbiculaire qui présentent encore une certaine diminution de cette excitabilité galvanique encore légèrement supérieure à la normale sur tous les muscles autres que sur le frontal qui est toujours hypoexcitable.

Enfin, un dernier examen électrique, pratiqué le 3 avril, donne l'état suivant : Au courant faradique : légère hypoexcitabilité sur le frontal et l'orbiculaire des paupières, les muscles du nez, l'élévateur commun de l'aile du nez et de la lèvre supérieure sont apparemment normaux, légère hypoexcitabilité sur l'orbiculaire des lèvres, les mentonniers sont normaux. Au courant galvanique, l'hyperexcitabilité persiste, en général, sur les muscles, surtout sur l'orbiculaire des lèvres, des paupières, sur les mentonniers, avec, encore, secousse un peu lente sur le frontal et l'orbiculaire des paupières.

Le tronc du nerf est encore en hypoexcitabilité légère au faradique et au galvanique.

A cette date, la motilité volontaire est très améliorée, mais elle est loin encore d'être normale.

Zona avec paralysie faciale : Troubles trophiques et sensitifs de la muqueuse linguale, par MM. F. Ramond et Poirault (S. M., 8 mai 1914, résumé).

X... 15 ans, quelques vives comitiales dans l'enfance, pas d'antécédents héréditaires.

Il y a deux mois, zona de la face, qui évolua selon les phases ordinaires. L'éruption se fit à gauche, un peu en avant du conduit auditif externe, à la hauteur de l'articulation temporo-maxillaire, où se voyait un large plateau vésiculeux. De ce placard, partent trois branches divergentes d'éléments éruptifs : la 1re, verticale, allant se perdre dans le cuir chevelu à la hauteur de la fosse temporale ; la seconde, presque horizontale, se dirige vers l'angle externe orbitaire, sans empiéter sur l'œil ; la troisième, oblique en bas et en avant, suit le maxillaire inférieur, jusque sur la ligne médiane, après avoir détaché une branche secondaire au niveau de la vommissaire commissure buccale. L'éruption se fit également sur la muqueuse buccale gauche, face interne des gencives, moitié gauche de la langue ; mais les vésicules se crevèrent rapidement et furent recouvertes d'un épais exsudat pultacé et purulent très fétide. La salive était abondante, très visqueuse, comme si elle provenait surtout des deux glandes sous-maxillaires et sublinguale.

Douleurs irradiées, classiques : maxillaire inférieur, face interne de la joue gauche, langue ; en outre, crise de névralgie dentaire dans toute la moitié gauche du maxillaire inférieur.

Parésie du facial inférieur : légère déviation de la commissure labiale, difficulté du sifflement.

Contracture des masticateurs. Il faut remarquer que ce trismus peut être occasionné par la douleur dentaire citée.

L'évolution du zona fut classique ; la desquamation laissa quelques cicatrices, la muqueuse buccale se détergea. C'est alors que nous pûmes étudier les troubles de la sensibilité cutanée et muqueuse et les troubles trophiques de la langue.

Sur la peau du visage correspondant au siège de l'éruption, c'est-à-dire sur tout le territoire du nerf maxillaire inférieur, il y avait une dissociation syringomyélique fort nette de la sensibilité. Cette dissociation s'observait, quoique moins nette, sur la portion gauche de la muqueuse buccale correspondant au territoire innervé par le nerf maxillaire inférieur et sur toute la moitié gauche de la langue. En outre, sur cette même moitié de la langue, la sensibilité gustative avait disparu dans les deux tiers antérieurs, le malade ne discernait pas la saveur du sel, du chlorydrate de quinine, du sucre, appliqués sur cette portion de la muqueuse. L'odorat était normal, il n'y avait pas de trouble de l'ouïe.

Paralysie faciale zostérienne chez un malade atteint de Lipomatose symétrique, par M. Laignel-Lavastine et Mlle Romme (S. M., 15 mai 1914, résumé).

Malade âgé de 51 ans. Zona occipito-facial datant de huit jours. Maux de tête violents, douleurs sourdes dans la partie droite du cou en même temps que l'éruption apparaît sur le cou et la joue, du côté droit. L'éruption répond au territoire des IIe, IIIe, IVe cervicales, mais, en même temps, deux ou trois vésicules apparaissent dans la cavité de la conque de l'oreille. P. L. = 0,65 albumine (échelle de M. Bloch), 130 lymphocytes à la cellule de Nageotte. Ces résultats se modifient dans les ponctions successives.

Tous les phénomènes s'atténuaient, l'éruption se cicatrisait, quand, le 18 avril, paralysie faciale périphérique du même côté que le zona. Il existait, en outre, des troubles importants de la sensibilité dans la région du zona. Pas de troubles sensitifs ni sensoriels de la langue. Pas de troubles auditifs.

Syndrôme du ganglion géniculé : Zona de l'oreille avec paralysie faciale et troubles auditifs, par M. Souques (S. M. H., 30 janv. 1920). Obs. II.

Voici une malade qui présente un syndrôme rare et peu connu (qu'on peut appeler syndrôme du ganglion géniculé), caractérisé par un zona de l'oreille externe avec paralysie faciale et troubles auditifs, du même côté. Y a-t-il entre ces trois symptômes une coexistence fortuite ou bien une relation étroite ? Il y a incontestablement une relation étroite, sur laquelle je vais revenir après avoir résumé les détails du cas.

Le 15 ou le 16 janvier dernier, cette femme a ressenti des douleurs vives et lancinantes au niveau du pavillon de l'oreille et dans une large région rétro-auriculaire et du cuir chevelu, du côté droit. Elle aurait eu, simultanément, des maux de tête, de l'inappétence et du malaise. Le 19 au matin, elle constate que la moitié droite de sa figure était paralysée et que le pavillon de l'oreille correspondante, rouge et gonflé, offrait quelques petits boutons. Presque en même temps, seraient apparues des douleurs et trois ou quatre vésicules sur la moitié antérieure et droite de la langue, à sa face supérieure. Elle est très affirmative sur ce point. L'éruption, dans son ensemble, s'est faite au milieu d'une exacerbation des douleurs initiales.

Aujourd'hui, la paralysie faciale, du type périphérique, est totale et complète. L'examen électrique, pratiqué par M. Duhem, montre que le nerf facial est inexcitable au courant faradique et au courant galvanique, et que les muscles de la face, inexcitables au faradique, sont hypoexcitables au galvanique. A l'intérieur du pavillon de l'oreille, qui est encore rouge et boursoufflé, on aperçoit trois petits bouquets de vésicules zostériennes flétries : un, composé de cinq ou six éléments, sur le milieu de l'anthélix ; deux autres au fond de la conque, et une vésicule isolée dans la fosse de l'anthélix. A la langue, en avant du V lingual, on trouve les vestiges très frustes des vésicules signalées par la malade, dont je ne saurais certifier actuellement la nature.

Les douleurs lancinantes qui ont précédé, accompagné et suivi l'éruption zostérienne, ont disparu depuis hier. On ne constate aucune anesthésie appréciable au contact et à la piqûre ni dans l'intérieur du pavillon de l'oreille, ni sur la région rétro-auriculaire, ni sur le côté droit de la face. Mais il existe une douleur sur toute la moitié droite du visage. Cette douleur n'est pas spontanée ; elle est exclusivement provoquée par la pression. La malade ne saurait dire si, ce qui paraît vraisemblable, cette hyperesthésie est contemporaine de la phase douloureuse préeruptive ; elle déclare simplement qu'elle ne pouvait se coucher sur le côté droit de la tête, à cause de cette hyperesthésie ; en tous cas, elle ne semble pas en avoir souffert spontanément, comme des douleurs auriculaires et rétro-auriculaires.

Le goût est nettement diminué, pour le salé et le sucré, sur la moitié antérieure droite de la langue. La malade a constaté des troubles du goût dès le début de l'affection, mais elle n'a pas remarqué s'ils étaient localisés à droite.

Du côté de l'ouïe, elle n'a rien remarqué d'anormal. Elle n'a éprouvé aucune espèce de vertige, aucun bourdonnement. Il existe cependant, actuellement, une diminution très nette de l'ouïe du côté droit.

Le 18 juillet 1920, la paralysie faciale n'est qu'améliorée.

Observation due a M. Lhermitte. — *Zona auriculaire, paralysie faciale, troubles auditifs.*

Mme R..., 40 ans, aucun antécédent personnel. Trois enfants bien portants. Le 15 décembre 1919, accouchement à terme d'un enfant normal. Pas de température ; aucune complication locale. Trois jours après, assez brusquement, douleurs très vives dans le pavillon de l'oreille et dans l'oreille gauche. Bourdonnements discrets. Vertiges très intenses accompagnés d'un état nauséeux très prononcé. Très fréquentes envies de vomir.

Examen : 1. Rougeur diffuse de tout le pavillon de l'oreille et de la région mastoïdienne gauche. Le pavillon est œdematié, comme turgescent.

2. Douleurs assez vives, spontanées et provoquées par le frôlement, la pression, surtout dans la région de la mastoïde gauche.

3. Vésicules d'Herpès nombreuses dans la conque de l'oreille, l'antitragus, le tragus et, quelques-unes, au-devant du conduit auditif externe.

4. Paralysie faciale complète gauche avec épiphora, signe de Ch. Bell. Les plis et les rides frontales ont disparu à gauche ; de ce côté, la mastication est très gênée par l'accumulation des particules alimentaires dans le sillon gingivo-labial. Abaissement de la commissure labiale gauche.

5. Hypoacousie des plus nettes à gauche (Pas de température, bon état général.).

6. Les vertiges sont extrêmement intenses, même dans le dicubitus dorsal ; ils s'accentuent dans la station assise.

Le 15 janvier, la malade se lève, les vertiges persistent et rendent la marche très difficile. Démarche à type labyrinthique avec entraînement vers la gauche, élargissement de la bosse de sustentation. L'Herpès auriculaire est guéri, toute rougeur a disparu, les douleurs persistent, mais nettement atténuées.

La paralysie faciale persiste à peu près sans modification.

Le 10 mars 1920 : amélioration de la paralysie faciale, diminution des vertiges, plus de nausées, plus de douleurs auriculaires.

Le 10 juillet 1920, contracture modérée et des plus nettes de l'hémiface gauche. Les muscles innervés par le facial se contractent volontairement mais moins énergiquement qu'à droite. L'occlusion de l'œil gauche se fait complètement.

Disparition complète des vertiges. Persistance de l'hypoacousie, la marche s'effectue aujourd'hui normalement.

Paralysies oculaires

Zona ophtalmique avec paralysie de la musculature intrinsèque de l'œil et du droit externe (M. J. Galezowski, Soc. Neur., mai 1907).

Le malade, âgé de 28 ans, ne présente aucun antécédent morbide. Le 3 mars dernier, il vit apparaître un bouton au bord de la paupière supérieure du côté droit ; il fut pris en même temps de violentes démangeaisons et l'œil commença à larmoyer. L'éruption s'étendit rapidement à tout le territoire innervé par l'ophtalmique. Le côté droit du nez fut aussi couvert de vésicules. Les paupières se tuméfièrent et il se produisit une très abondante sécrétion conjonctivale. L'apparition de l'éruption vésiculeuse fut accompagnée de douleurs extrêmement violentes dans le côté droit de la tête, principalement dans la région sus-orbitaire, mais s'étendant jusqu'à la nuque. Vomissements pendant les premiers jours. La température n'a pas été prise.

Examen (5 jours après le début de l'éruption). — Tout le territoire de l'ophtalmique est couvert de vésicules. Les paupières sont très gonflées. La conjonctivite est très intense, la cornée est insensible, sauf dans un petit secteur situé en haut et en dehors Il y a, en un point, un petit foyer de kératite. Photophobie. De plus, on remarque que la pupille est très dilatée et irrégulière. Elle ne réagit ni à la lumière, ni à l'accommodation. Le malade se plaint de voir double, et, au verre coloré, on constate une diplopie homonyme très nette dans le plan horizontal, avec maximum d'écartement des images dans le regard sur la droite. L'acuité visuelle est de 1/4. Cette diminution de l'acuité est due aux troubles de la cornée ; il n'y a pas de lésion du fond de l'œil. L'acuité visuelle, pour les objets rapprochés, est encore plus faible, le malade ne peut lire aucun caractère, ce qui est corrigé avec un verre convexe de 5 dioptries. Il y a donc mydriase, paralysie de l'accommodation et paralysie du droit externe. Le 17 mars, grâce à l'occlusion complète des paupières, le trouble de la cornée a complètement disparu. Mais il existe toujours de la diplopie, de la mydriase et de la paralysie du droit externe. Les vésicules sont en voie de guérison. Les douleurs sont toujours très vives. Depuis ce moment, l'état du malade va en s'améliorant.

Actuellement, traces des vésicules sur le front, le nez, les paupières. Les douleurs ont totalement disparu. Mais on observe encore de la photophobie, de la mydriase beaucoup moins marquée qu'elle ne l'a été au début. La paralysie de l'accommodation n'est plus complète. La pupille réagit très faiblement, il est vrai, à la lumière et à l'accommodation.

La diplopie homonyme a disparu depuis une huitaine. L'anesthésie cornéenne subsiste toujours, sauf dans la partie supéro-externe. Il n'y a point d'anesthésie cutanée.

Paralysies céphaliques associées

Zona paralytique des nerfs crâniens et théorie de la polyomyélite postérieure aiguë (H. Claude et H. Schaeffer, P. M., 27 mai 1911.).

Observation rapportée :

Mlle T..., 28 ans. Entrée le 21 décembre 1910 à la Salpétrière, pour une paralysie faciale gauche et une éruption zostérienne occupant la face et le cou du côté gauche. Pas d'antécédent héréditaire ni personnel, en particulier au point de vue syphilis.

La maladie actuelle a débuté dans la nuit du 13 au 14 décembre, par des élancements assez violents dans les oreilles et le cuir chevelu du côté gauche, puis apparurent bientôt des picotements dans l'épaule gauche et le bras. Dans la journée du 14, apparurent les premières vésicules au niveau de l'oreille et, les jours suivants, au niveau de la joue, puis du cou, de l'épaule et, enfin, du cuir chevelu, toutes du côté gauche. Le 20, les dernières apparurent sur le front. Le début de l'affection se traduisit aussi par quelques frissons, un malaise général et de l'abattement. Le 14, elle avait constaté qu'elle voyait trouble et qu'elle était dans l'impossibilité absolue de coudre ou de lire. Le 17 au matin, la malade constatait l'existence de la paralysie faciale.

21 décembre 1910 : Il s'agit d'une femme de constitution délicate, assez abattue et déprimée, avec tachycardie et tendance à la syncope. Elle est apyrétique. Aucun trouble viscéral, ni sucre ni albumine dans les urines.

Eruption de zona : Vésicules disséminées en certains points, confluentes en d'autres, dont certaines ont déjà desséché, dont d'autres contiennent encore un liquide jaune citrin. Cette éruption siège du côté gauche et affecte la disposition suivante : Cou et fosse sus-épineuse et limitée en bas et en avant par le clavicule, en bas et en arrière par l'épine de l'omoplate. En haut et en arrière, elle se continue sur le cuir chevelu. Sur la face, les vésicules sont surtout abondantes dans le seigment correspondant à la branche montante et à la branche horizontale du maxillaire inférieur; quelques-unes siègent sur le front et la partie moyenne de la joue. L'oreille présente quelques vésicules sur le tragus, la face interne du pavillon et la région mastoïdienne adjacente; en aucun autre point, il n'existe d'éléments. Les muqueuses de la bouche et du pharynx ne sont pas intéressées.

Les douleurs ont beaucoup diminué ; les tintements ont disparu dans les deux oreilles, ainsi que les élancements dans l'oreille droite; ils persistent seulement dans l'oreille gauche. *Sensibilité objective* : Légère hyperesthésie de la partie antéro-latérale du cou, à gauche, qui va en s'atténuant sur la portion correspondante de la face. Pas de troubles de la sensibilité générale ou spéciale de la langue.

Du même côté que l'éruption zostérienne : *paralysie faciale périphérique* : D. R. partielle commençante dans tout le domaine du nerf facial gauche, plus accusée sur le triangulaire des lèvres.

Troubles oculaires multiples : Paralysie du droit externe de l'œil gauche. Ce dernier dépasse avec peine la ligne médiane, et, dans la position extrême du regard vers la gauche, les deux globes oculaires sont animés de secousses nystagmiques beaucoup plus marquées pour l'œil gauche que pour le droit. La malade ne présente et n'a jamais présenté de diplopie. Mais ce fait n'a rien de surprenant, elle avait un strabisme congénital et était, par conséquent, habituée à neutraliser une des deux images données par la vision.

La malade peut commencer à lire, mais fort peu de temps, et elle voit encore trouble ; conséquence vraisemblable d'un trouble de l'accommodation en rapport avec une parésie de la musculature intrinsèque de l'œil.

Enfin, hypoacousie très marquée de l'oreille gauche. La malade n'entend pas une montre à 10 centimètres.

Les autres paires crâniennes ne semblent pas intéressées.

Pas de modifications des réflexes.

P. L. d'ailleurs suivie de céphalée, de nausées, vomissements, pendant 2 à 3 jours. Leucocytose intense, 114 éléments par m3 (lymphocytes et moyens mononucléaires). Pas de microbes dans le L. C. R.

La malade, d'abord laissée au repos, subit un traitement électrique. L'éruption zostérienne guérit sans laisser de douleurs persistantes ; les paralysies oculaires rétrocédèrent aussi rapidement. La paralysie faciale, qui persiste plus longtemps, a aujourd'hui à peu près complètement disparu (28 février 1911).

Zona du pharynx et paralysies

Herpès zoster du pharynx avec paralysie faciale, et parésie du palais. Ramsay Hunt (3).

Homme âgé de 23 ans, tailleur, pas d'histoire vénérienne, fumeur excessif de cigarettes depuis des années.

Attaque lundi 10 janvier 1910, avec douleur du côté gauche de la gorge. Pendant une semaine auparavant, il ne s'est pas senti bien portant, maux de tête, frissons, malaises. Les douleurs à gauche, dans la gorge, continuèrent en augmentant mardi, mercredi et jeudi de la même semaine. Dimanche 16 janvier, elles se développent en paralysie faciale à gauche ; en même temps, douleurs effrayantes dans l'oreille gauche et région de la mastoïde. Pas de symptômes auditifs, ni nausées, ni vomissements.

A l'examen, le 17 janvier, à la clinique neurologique Cornell, le malade se plaint de grandes douleurs dans la gorge, à gauche, avec difficulté de déglutition ; douleurs aigues aussi dans l'oreille gauche et la région de la mastoïde rayonnant jusqu'à la tempe et l'occiput. Paralysie faciale complète à gauche, ouïe normale. Pas de signes d'herpès sur la figure, le cou, l'oreillette ou le canal auditif.

L'examen du larynx (clinique de Cornell), montre que la luette était très enflammée et œdémateuse et ne pouvait être examinée qu'en étant ramenée en avant sur la surface dorsale de la langue au moyen d'une sonde. Quelques petites vésicules herpétiques étaient visibles sur le côté gauche comme le long du pilier gauche antérieur. Les amygdales n'étaient ni enflées ni enflammées. Le pharynx postérieur était congestionné. L'entrée du larynx normale, sans vésicules herpétiques, était visible. Un ganglion était palpable sous l'angle gauche de la machoire.

18 janvier 1910. Examen du larynx par le Professeur Newcomb. Œdème de la luette grand encore, mais diminué. Dans la région de l'isthme du gosier gauche, le long du pilier antérieur : petites érosions rondes visibles. Larynx normal, sans herpès ni érosions.

19 janvier. Douleurs toujours grandes à gauche, dans la gorge, l'oreille et la mastoïde. Examen otologique négatif. L'innervation du palais normale. Pulsations 90, cœur normal, sensibilité de la figure et de l'oreille normales.

20 janvier. Douleur constante de l'oreille et de la mastoïde à gauche. Léger bourdonnement inconstant, ouïe normale, paralysie faciale à gauche totale.

21 janvier. Sens du goût conservé à gauche de la langue, dans la distribution du trijumeau et au glosso-pharyngien, légèrement retardé, cependant, dans la surface trigéminale. Œdème de la luette diminué. Innervation du palais normal.

24 janvier. Affaiblissement défini dans le voile du palais à gauche, et, dans l'innervation, on note un défaut défini à gauche. Le palais est levé et vers la droite. Petites érosions peu nombreuses le long du pilier gauche antérieur et la région adjacente des amygdales

et sensation de brûlure dans cette région après nourriture. Même sensation des deux côtés du palais et réflexes du palais, sensations de goût et toucher dans la distribution du glosso-pharyngien de la langue normales.

4 février. Le côté gauche de la face retrouve une légère puissance. Douleurs, toujours, dans l'oreille gauche, pouls 98 et régulier.

7 février. Douleurs dans l'oreille gauche rayonnant jusqu'à la mastoïde, occiput, tempe. Légère difficulté de déglutition. Parésie sur le côté gauche du palais, toujours. Le raphé dévie de la ligne médiane vers la droite. Paralysie faciale améliorée. Pouls 102.

16 février. Douleurs, toujours, dans l'oreille ; pouls 100.

18 février. Pouls 106.

4 mars. Pouls 76. Toujours faiblesse dans le côté gauche du palais, mais amélioration. Innervation de la face gauche bien meilleure.

20 mars. Plus de douleur. Seulement léger défaut dans l'innervation du côté gauche du palais. Mouvements presque normaux de la face, à gauche. Poul 78. Le malade, libéré, retourne à ses occupations.

Herpès pharyngé, otitique, facial. Paralysie faciale, surdité et paralysie du moteur oculaire externe (Raynaud). Rapporté par Ramsay-Hunt (9).

Résumé : Eruption limitée à la moitié gauche du palais et pilier antérieur gauche. Le lendemain, plusieurs vésicules dans l'oreille, conque et canal auditif, pavillon, et quelques-unes aussi à la face.

Le 8 mai : Paralysie faciale gauche avec hémianesthésie et petite vésicule sur la conjonctive.

Paralysie du droit externe et surdité absolue à gauche.

Tout disparaît en 12 jours, sauf la paralysie faciale qui persiste, avec disparition de la contractibilité électro-musculaire.

Haviland-Hall (in Ramsay-Hunt). Obs. résumée :

Herpès auriculaire et correspondant à la zone du ganglion géniculé, et quelques vésicules sur le pariétal et la région temporale ; et, dans la zone buccale, des ganglions du IX et du X. Une semaine après, complications pneumogastriques : nausées, vomissements et hoquet dont une attaque dura une heure 1/2.

Boulai (in Ramsay-Hunt, 9).

Herpès zoster du larynx avec hoquet.

Difficulté de respiration et de l'articulation, voix un peu enrouée.

Zona du plexus cervical avec troubles moteurs (MM. A. Lemierre et P. Lantuéjoul, S. M. H., 8 novembre 1918).

Bar... (Claudius), âgé de 21 ans, employé de commerce, a présenté, vers l'âge de 14 ans, après quelques jours de malaise général avec fièvre, une parésie non douloureuse des deux membres inférieurs s'accompagnant de troubles de la sensibilité objective ; les symptômes ont rétrocédé progressivement en cinq ou six semaines.

Six mois environ après leur disparition, Bar... a présenté, pour la première fois, de la pollakiurie nocturne et diurne, avec envies impérieuses et fausse incontinence nocturne. Ces troubles urinaires ont persisté jusqu'à l'âge de 16 ans. A 3 ans et à 17 ans, il a eu deux bronchites durant deux et trois mois.

Il est incorporé le 7 août 1916. En mars 1917, en venant d'arriver dans la zone des armées, il est repris des mêmes troubles urinaires qu'autrefois. Ceux-ci disparaissent presque complètement pour reparaître en décembre, alors qu'il est dans un régiment d'infanterie depuis un mois. Ils nécessitent son évacuation, le 30 janvier 1918.

Le 3 février, il éprouve une sensation de brûlure derrière l'oreille gauche. Le 4, apparaît une macule rouge. Le 5, une plaque de zona est constituée, la température monte progressivement à 37°7 avec douleur locale vive, céphalée intense, anorexie, constipation et insomnie. La douleur gagne le tiers supérieur du bras tandis que l'éruption s'étend. Le 8, le malade entre dans notre service.

La température est redevenue normale, l'anorexie et l'insomnie ont disparu, les troubles subjectifs se sont atténués, et il ne subsiste plus qu'une céphalée et un prurit légers. L'éruption zostérienne est constituée par des plaques recouvertes de vésicules à contenu louche, non hémorragique ; les éléments supérieurs les plus anciens sont déjà recouverts de croutelles. Cette éruption a pour siège la face postérieure du pavillon de l'oreille gauche, la moitié gauche du cou, la région deltoïdienne ; quelques éléments siègent en arrière, au niveau de la deuxième vertèbre dorsale et au-dessous de la moitié externe de l'épine de l'omoplate ; en avant, le long du bord gauche du sternum jusqu'à la deuxième côte.

La sensibilité objective est diminuée légèrement pour le tact, très profondément pour la douleur à la piqûre, *dans toute la zone répondant à* C1, C2, C3 et C4.

La sensibilité à la chaleur et au froid paraît peu modifiée.

Tous les mouvements de la tête et du cou se font avec une amplitude normale. *Mais la flexion se fait sans aucune force, il est facile de s'y opposer, facile de relever la tête fléchie, quels que soient les efforts faits par la malade pour la maintenir en flexion.* Par contre, les autres mouvements : extension, rotation, inclinaison, se font avec une force en apparence normale.

L'examen général du malade montre la présence d'une zone de caultie au niveau de la région occipitale droite sans cicatrice visible ni perceptible au toucher, bien que le malade l'attribue à un traumatisme ancien. Les réflexes cutanés et tendineux sont normaux. L'examen de tous les viscères ne montre rien de particulier. La voûte palatine est légèrement ogivale et les dents sont très petites. Il existe quelques ganglions de la chaîne carotidienne gauche. Les pupilles sont inégales, le réflexe à la lumière, l'accommodo-convergence sont normaux. Aucun reliquat de la parésie ancienne ne subsiste au niveau des membres inférieurs.

Deux ponctions lombaires ont été pratiquées : le 11 février, liquide clair, de tension en apparence normale, contenant une lymphocytose légère, sans hyperalbuminose ; le 21 mars, la lymphocytose avait disparu. La réaction de Wassermann, recherchée dans le sang, le 13 février, a été négative. La radioscopie, faite le 25 mars par M. Delherm, a montré une adénopathie moyenne juxta-trachéobronchique et médiastine sans signe net de condensation pulmonaire.

L'évolution de l'éruption zostérienne n'a présenté rien de particulier : Le 15 mars, les dernières croûtes tombaient, laissant les cicatrices habituelles. A la date du 5 avril, persistait encore une hypoesthésie à la piqûre, légère mais nette ; les troubles moteurs n'avaient que partiellement rétrocédé, la flexion de la tête se faisait certainement avec plus de force qu'au début de la maladie, mais toujours moins vigoureusement que les autres mouvements.

L'inégalité pupillaire a présenté une allure très particulière : elle a été constante, mais la pupille la plus dilatée était tantôt la gauche, tantôt la droite ; pendant 39 jours, le malade fut examiné particulièrement à ce sujet : 19 fois, la droite fut la plus dilatée, 20 fois, la gauche ; il semble bien que les deux pupilles avaient un diamètre journellement variable.

Le malade, enfin, a constamment présenté des troubles urinaires : pollakiurie, envie impérieuse, incontinence nocturne très fréquente. Son état général était médiocre. Il a maigri de 2 kilogr. pendant son séjour à l'hôpital, sans cause appréciable, sans symptôme pulmonaire net, bien que se plaignant fréquemment d'un point de côté gauche. Entré le 8 février 1918 dans le service, il était évacué le 9 avril sur l'intérieur.

Le Président de Thèse,
Professeur CHAUFFARD.

POUR LE RECTEUR :
L'Inspecteur d'Académie,
P. MASSOULIER.

Le Doyen de la Faculté,
Professeur ROGER.

BIBLIOGRAPHIE

ACHARD et CASTAIGNE. — Gaz, hebdomadaire, 12 décembre 1891.

ACHARD. — Contribution à l'étude des multiples affections des nerfs crâniens compliquant le Zona. Thèse, LYON, 1899-1900.

ANDRÉ THOMAS. — Les lésions radiculo-ganglionnaires du Zona (Société de Neurologie, 6 Juin 1907).

ANDRÉ THOMAS et LAMINIÈRE. — Les lésions médullaires du Zona. Juillet 1907, Revue Neur.

AMABILINO. — In SOUQUES (paral. faciale), in RAMSAY-HUNT (4).

BESNIER. — Société de Dermatologie, 1891.

BARENSPRUNG. — Annales des Charité, KRANKENHAUSES, 1861-1863. An. in Dict. DECHAMBRE.

BERNHARDT. — In RAMSAY-HUNT (4). BESNIER (in Despaignes).

BOWMANN. — Du Zoster opthalmique (Ann. d'Oculistique 1869).

BRISSAUD. — Du Zona ophtalmique avec Hémiplégie croisée. Journal de Médecine et Chirurgie pratiques, mars 1896.

BROADBENT. — 1866, in « Brit. Med. Journ. ». An in Dict. Dechambre.

BROUARDEL-GILBERT. — Traité de Médecine. Article Zona 1897.

P. CAMUS. — Des Radiculites. Thèse, Paris, 1908.

CHARCOT-BOUCHARD-BRISSAUD. — Traité de Médecine. Article Zona, 1899.

CHARCOT et COTARD. — Sur un cas de Zona du cou. In mémoires de Société de Biologie, 1865.

CHARCOT. — Leçons cliniques. Troubles trophiques consécutifs aux lésions de la moelle épinière et du cerveau, 1892.

CASSASSUS. — De la Paralysie faciale au cours du Zona cervical. Thèse, BORDEAUX, 1907-08.

CHAMPION. — Manifestations à distance dans le Zona. Thèse, PARIS, 1900.

CLAUDE et SCHAEFFER. — P. M., 1911 (Obs. rapportée).

CLAUDE et VELTER. — Troubles trophiques ostéo-articulaires dans le Zona et les névrites radiculaires (l'Encéphale, Mai 1911).

CHAUFFARD et RIVET. — Syndrôme tardif de méningite spinale avec lymphocytose dans un cas de Zona thoraco-abdominal (S. M. H., 2 Juin 1905).

CHAUFFARD et RENDU. — Méningite zonateuse tardive dans un cas de Zona ophtalmique (S. M. H., 8 Février 1907).

COLLET. — Zona radiculaire du membre supérieur chez un Phtisique. Rev. Neur. 1902.

COPPEZ. — In Dictionnaire DECHAMBRE.

COUSSOT. — Pathogénie du Zona et Paralysies (Bulletin de l'Académie Royale de Médecine de BRUXELLES). Ann. In Revue Neurologie, 1904

CUSHING. — A Study of the Trigeminal Field. (JOHNS HOPKINS. Hopital Bulletin, July 1904). (Journ. Amer. Med. Ass., 1905).
DAN MAC KENSIE. — Cas de Paralysie otogène (Ann. in R. N., 1919).
H.-J. DAVIS. — Cas de Zona du pavillon de l'oreille et de la région mastoïdienne (Ann. in R. N., 1915).
DICTIONNAIRE DECHAMBRE. — Article Zona, 1889.
DEJERINE et ANDRÉ THOMAS. — Les lésions radiculo-ganglionnaires du Zona. R. N. Mai 1907.
DEJERINE TINEL et HEUYER. — (Observation rapportée). R. N. Mars 1912.
DESIRAT. — Contribution à l'étude de quelques complications rares du zona ophtalmique. Thèse Bordeaux, 1902-03.
DESPAIGNE. — Etude sur la Paralysie faciale périphérique. Thèse, PARIS, 1888.
DIXON. — In RAMSAY-HUNT (4).
DOMBROWSKY. — Contribution à l'étude de la Paralysie faciale zostérienne. Syndrôme de l'inflammation herpétique du ganglion géniculé. Thèse, PARIS, 1911-12.
DONATH. — In RAMSAY-HUNT (4).
DOUCET. — Le Zona associé aux Paralysies et aux Amyotrophies. Thèse, PARIS, 1906-07.
DUCHENNE de BOULOGNE. — 1) De l'Electrisation localisée. 2) Physiologie des mouvements.
EBSTEIN. — Des troubles du système nerveux dans l'Herpès zoster et en particulier des Paralysies faciales consécutives à cette affection (Ann. in R. N., 1896).
EICHHORST. — Paralysie du voile consécutive à un zona du pharynx (in RAMSAY-HUNT. Articles 8 et 9).
FABRE. — In DOUCET.
FRAZIER and SPILLER. — Division of Sensory Root of the FIFTH for tic douloureux. Journal Amér. Méd. Ass., 1904.
FOUCHARD.— De la Concomittance du Ptosis total et du Zona ophtalmique. La Clinique ophtalmologique, 25 Fév. 1898.
OLAG FRICH. — Sur un cas d'Herpès cervical compliqué de Paralysie faciale (Ann. in R. N., 1897).
GALEZOWSKI et BEAUVOIS. — Paralysie de la VIe paire et ténonite dans le Zona ophtalmique (Receuil d'Ophtalmologie, 1906). Ann. in R. N., 1906.
GALEZOWSKI. — (Observation rapportée). R. N., Mai 1907.
E. GANDU. — Contribution à l'étude de la Paralysie faciale dans le Zona. Thèse, PARIS, 1900-01.
VAN GEHUCHTEN. — Le système nerveux de l'Homme.
GLEY. — Traité de Physiologie.
GOLDSCHMITT. — Zona ophtalmique. Strabisme consécutif. S. M. H., 26 Mai 1893.
GOWERS. — In RAMSAY-HUNT (4).
GUILLAIN et PERNET. — Syndrôme rhumatismal chronique consécutif à un zona et localisé dans le territoire radiculaire de l'éruption (Soc. Neur., 10 Nov. 1910).
GRADENIGO. — Sur l'Herpès otique (Ann. in R. N., 1907).
HANFIELD JONES. — in Dict. Dechambre.
HARDY. — Du Zona. Gazette HOP 1876. Sur un cas de Zona gaz. Méd., PARIS, 1879.
H. HEAD et CAMPBELL. — (The Pathology of herpès zoster and its bearing on sensory localisation. BRAIN 1900. Analyse in R. N., 1901).
HIS. — In V. Gehuchten. In Ramsay-HUNT (4).

HYBORD. — Du Zona ophtalmique. Thèse, PARIS, 1872.
HUTCHINSON. — An. in Dict. DECHAMBRE et thèses CHAMPION-DOUCET.
FRANK HOCHWART. — In RAMSAY-HUNT ( ), in SOUQUES (1), Par. fac.
JACQUET. — Paralysie douloureuse du facial avec Herpès de l'oreille. S. M. H., 13 Mai 1898.
JOFFROY. — Archives de Physiologie, 1882. Deux observations de Zona et d'Atrophie musculaire du membre supérieur.
KLIPPEL et AYNAUD. — La Paralysie faciale zostérienne (Journal des Praticiens, 15 Avril 1899). (Gaz. des Hop. du 20 Mai 1899).
L. KIDD. — La zône cutanée sensitive attribuée au nerf VII chez l'Homme (Ann. in R. N., 1916).
KRAUSE. — In RAMSAY-HUNT (2).
LAIGNEL-LAVASTINE. — Discussion S. N., 7 Mai 1914. Paralysie faciale zostérienne. 15 Mai 1914, S. M. H. (Obs. rapportée).
LANDOUZY. — Fièvre Zoster et Exanthèmes zostériformes (Semaine médicale, 1883).
LANNOIS. — Zona avec Paralysie faciale (LYON Méd., Août 1899).
LEMIÈRE et LANTUÉJOUL. — S. M. 1918 (Obs. rapportée).
LESSER. — Paralysie de la VIe paire. In thèse CHAMPION.
LETULLE. — Sur un cas de Zona ophtalmique gangréneux compliqué de Paralysie faciale. Arch. de Physiol. norm. et path., 1882.
J. LHERMITTE. — Observation rapportée.
V. MAGNUS. — Sur un cas d'Herpès Zoster suivi d'atrophie musculaire. Ann. in R. N., 1903.
MANLIO-FERRARI. — Ann. in R. N., 1909.
MARCELLIN DUVAL. — In DUCHENNE de BOULOGNE.
MORAT et DOYON. — Traité de Physiologie (Tome II).
ORBISON. — Herpès de la membrane du tympan dû à une affection zostérienne du ganglion pétreux (Jour. Off. Nerv. and ment. Dis., Août 1908), (traduit).
PACTON. — Du Zona Opht (Thèse Paris 1878).
P. PARKES WEBER. — Herpès Zoster et Paralysie du bras (an in R. N., 1917).
PERRIER et CHARPY. — Traité d'anatomie humaine.
PITRES et VAILLARD. — Contribution à l'étude des névrites périphériques non traumatiques. In Archives de Neurologie, 1883.
RABBE. — Contribution à l'étude de la Paralysie faciale dans le Zona (Thèse, PARIS, 1895-96).
F. RAMOND et POIRAULT. — (Observation rapportée.). S. M. H., 1914.
RAMSAY-HUNT. — *The Journal of Nervous and Mental Disease.*

(1) 1907 - Febr. — Inflammation herpétique du Ganglion géniculé. Un nouveau syndrôme et ses complications (Traduit.).
(2) » Août. — Des symptômes sensoriels et les affections sensoriels du N. facial. (Analyse in N. Neur., 1909.).
(3) » Nov. — Un cas d'inflammation herpétique du ganglion géniculé avec paralysie faciale et symptômes acoustiques.
(4) Juin 1909. — Le système sensoriel du nerf facial et sa symptomatologie.
(5) *Neurol Central II.* — Juin 1908. — Un cas de Polyomélite postérieure du Ganglion géniculé, remarques sur le syndrôme consécutif. (An. in R. Neur., 1908.).
(6) *The American J. of the Méd. Sciences.* — Août 1908. — Nouvelle contribution à l'inflammation herpétique du Ganglion géniculé. Syndrôme caractérisé par un zona auriculaire facial et occipito-cervical, avec symptômes acoustiques. (An in R. N., 1909.).

(7) *An in R. N.* 1909. — City Hopital Blach Wellsestand Med. and Surgical Report' New-York, 1909). Inflammation herpétique du ganglion géniculé.
(8) *Journal of the American Méd. Ass., Oct.* 1909.— Complications paralytiques de l'herpès zoster de l'extrémité céphalique. Communication préliminaire sur l'inflammation herpétique du Ganglion géniculé, IX, X, VIII. (An in R. N., 1910.).
(9) *Archives of Internal Medecine.* — Juin 1910. — Le Syndrôme de la Polyomélite postérieure aigue dans le ganglion géniculé, acoustique IX, X.
(10) *Cornell Univernty Med. Bulletin.* — Dana et R. Hunt, oct. 1911. (Studies from the Departement of Neurology.).

Raymond. — Sur un cas de Diplégie faciale. Cliniques II, décembre 1896.
Remak et Flatau. — In Ramsay-Hunt (4).
Rendu. — Paralysie faciale. Zona ophtalmique (discussion S. M. H., 6 mai 1898).
Rethi. — In Ramsay-Hunt (4).
Retzius. — In Ramsay-Hunt (4). In V. Gehuchten.
H. Reymond. — Herpès zoster de l'oreille et Paralysie faciale consécutive. (Gaz. Méd. de Paris, 15 avril 1908.).
Rose. — Névrite sensitive et trophique à la suite d'un Zona. (N. Inc. de la Salpétrière, 1908.).
Sapolini. — Journal de Médecine de Bruxelles, 1883. In Van Gehuchten.
Scheiber. — In Ramsay-Hunt (4).
Sherrington. — In M. Claude et Schaeffer. In M. Souques (Obs. II. Par. faciale.).
Sicard. — Discussion S. N., 7 mai 1914. Nevrodocites et funiculites vertébrales. La Presse Méd., 7 janvier 1918.
J. Sicard, H. Roger et Vernet. — Les Zonas de la face. Rev. Neur., 1919, n° 1.
Souques. — (Obs. I et II). Paralysies faciales. (Obs. rapportées.). R. N., correspondantes.
Souques. — (Baudoin, Lantuéjoul, Mlle Labeaume, Mlle Henry). Paralysies du membre supérieur. (Obs. rapportées.).
Souques et Vincent. — Zona de la 1re racine lombaire. (Soc. Neur., 5 avril 1906.).
Sülzer. — Thèse, Paris 1898.
Testaz. — Thèse, Paris, 1887. — Paral. douloureuse de la viie paire.
Testut. — Traité d'Anatomie humaine.
Truffi. — Cas rares de Zona (Zona facial et parésie faciale). An in R. N., 1900.
Verneuil. — Sur l'Herpès traumatique. Gaz. Méd. de Paris, 1873, et Mémoires de la Société de Biologie, 1873.
Weatherhead. — Herpès dans le territoire des iie et iiie racines cervicales postérieures avec Paralysie faciale. (An in R. N., 1909, British médical Journal, février 1909.).
Weber. — In Ramsay-Hunt (4). In Thèse Despaigne.
De Wecker et Landolt. — Traité d'Ophtalmologie. Paris.

TABLE DES MATIÈRES

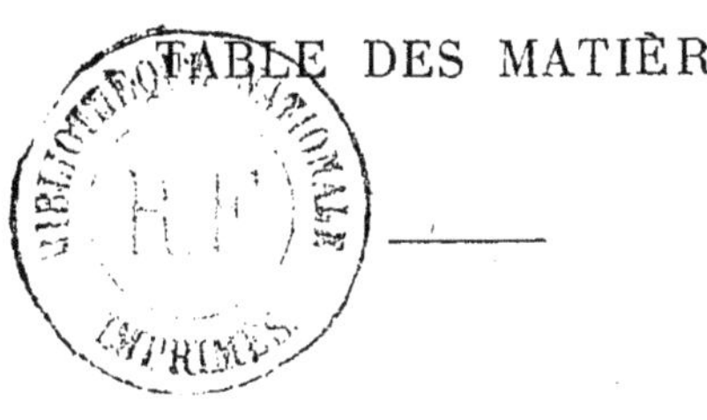

Définition 1

Caractères communs des Troubles moteurs zostériens 7

Paralysie faciale 16

Etude de la Paralysie faciale 18

Paralysie faciale associée aux troubles auditifs 24

Paralysies oculaires 26

Autres Paralysies céphaliques 31

Paralysies céphaliques associées 32

Paralysies des muscles du cou 34

Troubles moteurs des membres 35

Paralysies zostériennes plus rares 38

Pathogénie des troubles moteurs consécutifs au zona 39

Pathogénie de la Paralysie faciale zostérienne 43

Physiologie du nerf facial 44

Pathogénie des Paralysies oculaires 62

Zona intercostal. — Absence de Paralysies 64

Conclusions 67

Observations 71

Bibliographie 93

GRANDE IMPRIMERIE DE TROYES, 126, RUE THIERS

www.ingramcontent.com/pod-product-compliance
Ingram Content Group UK Ltd.
Pitfield, Milton Keynes, MK11 3LW, UK
UKHW021105260726
13994UKWH00002B/720

9 782329 127057